JN071865

授業で現場で役に立つ！

子どもの保健 テキスト

改訂第2版

編　著 **小林美由紀** 白梅学園大学子ども学部教授

編集協力 **森脇　浩一** 埼玉医科大学総合医療センター小児科教授

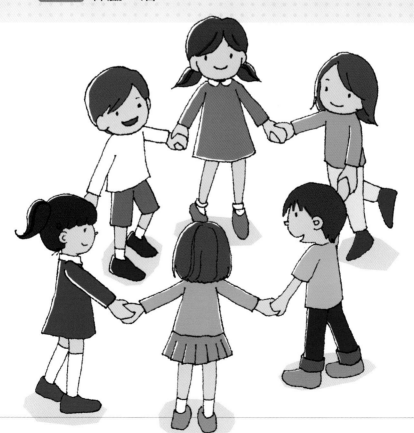

診断と治療社

口絵

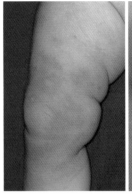

口絵1　じんま疹
（口絵1〜8, p.70, 図2参照）

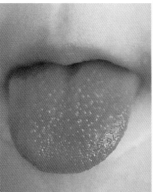

口絵2　いちご舌

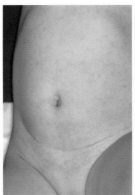

口絵3　突発性発疹

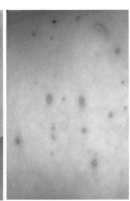

口絵4　水痘

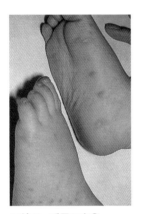

口絵5　手足口病①

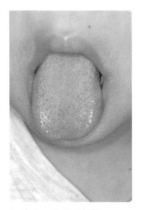

口絵6　手足口病②

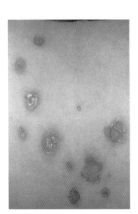

口絵7　伝染性膿痂疹

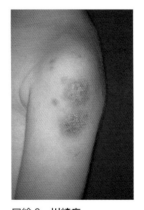

口絵8　川崎病

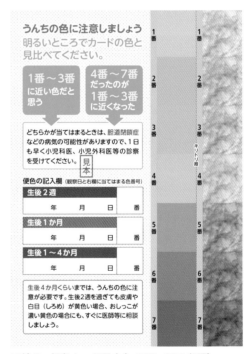

口絵9　便色カード見本(p.135, 図3参照)
上記は見本のため，実際の使用にあたっては必ず母子健康手帳に綴じられている「便色カード」を用いること．
（松井陽，他：胆道閉鎖症早期発見のための便色カード活用マニュアル．平成23年度厚生労働省科学研究費補助金成育疾患克服等次世代育成基盤研究事業　小児慢性特定疾患の登録・管理・解析・情報提供に関する研究．2012：1-16（http://www.mhlw.go.jp/seisakunitsuite/bunya/kodomo/kodomo_kosodate/boshi-hoken/dl/kenkou-04-06.pdf〔閲覧日：2021.6.9〕）より）
ⓒ国立研究開発法人国立成育医療研究センター

*口絵1，3，4，6，8は馬場直子先生（神奈川県立こども医療センター）よりご提供いただいた（馬場直子：症例写真でよくわかる　外来でみる子どもの皮膚疾患．診断と治療社，2006より）

改訂第2版序文

　『子どもの保健テキスト』を発行して早くも3年が経ちました.

　この間,新たなワクチンが定期接種になったり,新型コロナ禍で感染症の流行が変化したりと様々な変化がありました.特に新型コロナウイルスの流行では,感染そのものは,子どもは重症化することが少ないということでしたが,子どもたちの生活に大きな影響を及ぼしました.感染予防のために子どもたちに欠かせない活動が制限されたり,マスクをつけることで,大人の表情や口元が読み取れなかったり,楽しい食事が黙食となったりと,子どもたちの発達については,今後は注意深く追っていく必要があります.

　このように,社会の変化に大きく影響されるのは,大人より子どもである分,私たちは子どもたちの本来の成長を促すように見守る責務があると言ってもよいでしょう.

　今回の改訂では,時代とともに変化している知見を加えるとともに,適切な表現への修正などを行いました.保育士の役割も多様な分野に広がっているとともに,キャリアアップをするために,日々知識や技能の向上が求められています.

　今現在だけでなく,数年後にどのように成長しているかという将来を見据えた保育や支援が今後,より必要になってくることと思います.そのためにも一緒に伴走していくことができればと思っています.

　今回の改訂におきましても診断と治療社の編集部の方々には多大な協力をいただきました.日々進歩する小児科の知見については,森脇浩一先生に多くの助言をいただきました.この場を借りて感謝するとともに,現場で子どもたちを支えている方々の一助となれば幸甚です.

2021年10月吉日

小林美由紀

初版序文

　万葉集に「銀も金も玉も何せむに勝れる宝子に及かめやも」（山上憶良．銀も金も玉もどれほどのことがあろうか．どんな宝も子どもには遠く及びはしない）という歌があります．古来，わが国では子どもの存在を喜び尊ぶ気持ちがあったのでしょう．けれども，実際には，元気に育て上げるというのはなかなか難しい時代が長く続いていました．どうしたら子どもたちを病から守り，健康に成長させられるかということは，大きな課題でした．

　そのなかで，保育所は，働かざるを得ない保護者や養育が行き届かない子どもたちの栄養や環境衛生，生活習慣に目配りをすることで，命を守り育ててきたと言えます．そのことは，保育士養成課程の前身である保母養成教育課程で，小児保健に関連する内容が多く盛り込まれていたことにも現れています．

　近年，子どもたちの環境や栄養状態の改善，医療の進歩により，乳幼児の死亡率は減少し，子どもたちが生活する環境も随分と様変わりしました．

　保育所で子どもを保育する保母が国家資格の保育士となり，資格を取るために学ばなければならない「小児保健」は，「子どもの保健」となりました．子どもが病気にならないように保健衛生を整え，看護する医療的なことだけでなく，多様な子どもたちをより健康に豊かに育てることを目指すようになったのです．さらに保育所は，単に子どもを預ける場所ではなく，地域に開かれた子育て支援や助言をする役割を求められるようになってきています．保育者は，かつての「子を守る」ことだけでなく，「保育のスペシャリスト」としての活躍が求められているとも言えるでしょう．

　また，社会の成熟とともに，多様な人々への配慮が求められるようになってきています．従来，保育に関わる方々は，子どもの健康を考えながら，一人ひとりの子どもの成長に目配りすることを行ってきています．そうしたことは今後さらに，様々な背景をもつ子どもへの配慮や共存にも活かせるのではないかと考えています．

　2018年の保育士養成課程の改定で，「子どもの保健」の知見が「乳児保育」「保育の心理学」にも広げられました．それを機に，保育のスペシャリストを目指す方々が，子どもたちの健康をより深く，将来を見据えた知識と技能を身につけられるよう，本書を執筆しました．

　執筆にあたり，貴重な助言をいただいた埼玉医科大学総合医療センター小児科教授の森脇浩一先生，きめ細かな編集と校正をしてくださった診断と治療社の編集部の皆さんには，大変お世話になりました．

　子どもたちが，「守り育てる」存在から「未来を共に切り拓く」仲間となるよう，「子どもの保健」がその支えとなるように，願っています．

2018年9月吉日

小林美由紀

CONTENTS

さらに深める!

編著・編集協力

編　著

小林美由紀

白梅学園大学子ども学部教授
白梅学園大学大学院子ども学研究科教授
小児科医

東京大学医学部医学科卒業，都立府中病院，都立駒込病院，東京大学
医学部小児科助手，スウェーデン王国カロリンスカ研究所，東京大学
医学部講師，東京西徳洲会病院小児難病センターを経て，2006年より
現職

編集協力

森脇浩一

埼玉医科大学総合医療センター小児科教授

東京大学医学部医学科卒業．埼玉県立小児医療センター，東京大学医
学部小児科助手，米国セントジュード小児病院，ベイラー医科大学，
埼玉医科大学総合医療センター小児科講師・准教授等を経て，2016年
より現職

本書の使い方

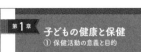

対応する保育士養成カリキュラムの項目番号を表示

この項目ではどのような内容を学ぶのか？をまず確認

各項目でおさえておきたいPOINTを整理

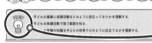

知っておくべき関連内容でさらに知識を深める

各項目の最後で重要内容をおさらいチェック

振り返りの問題を解いて内容が理解できているか再確認
パソコンやスマートフォンでも解いてみよう！
→診断と治療社HPより
http://www.shindan.co.jp/thm/2531/
kh02_list.pdf

カリキュラムと本書との対応

本書の内容は，2018 年 3 月「指定保育士養成施設の指定及び運営の基準について」の改正において示された，保育士養成カリキュラムに準拠しています．カリキュラムと本書の対応を以下に示します．

カリキュラム	本　書
1. 子どもの心身の健康と保健の意義	
（1）生命の保持と情緒の安定に係る保健活動の意義と目的　➡	第 1 章①②
（2）健康の概念と健康指標　➡	第 1 章①②③
（3）現代社会における子どもの健康に関する現状と課題　➡	第 1 章②③
（4）地域における保健活動と子ども虐待防止　➡	第 3 章
2. 子どもの身体的発育・発達と保健	
（1）身体発育及び運動機能の発達と保健　➡	第 2 章①
（2）生理機能の発達と保健　➡	第 2 章②
3. 子どもの心身の健康状態とその把握	
（1）健康状態の観察　➡	第 4 章
（2）心身の不調等の早期発見　➡	第 4 章
（3）発育・発達の把握と健康診断　➡	第 7 章
（4）保護者との情報共有　➡	第 6 章
4. 子どもの疾病の予防及び適切な対応	
（1）主な疾病の特徴　➡	第 5 章①④⑤⑥
（2）子どもの疾病の予防と適切な対応　➡	第 5 章②③④⑤⑥

子どもの健康と保健
① 保健活動の意義と目的

[CURRICULUM]
1
(1)(2)

子どもが健康で育っていくのが当たり前のように受けとめられるようになったのは，先進国の歴史のなかでもつい最近のことです．乳幼児の死亡率を下げるためにどのような努力がされてきたか，子どもがより健康に成長していくためには何が必要か，子どもの育ちを支える保健活動の意義を考えましょう．

POINT!

● 子どもの健康に保健活動はどのように役立ってきたかを理解する．
● 子どもの保健活動で扱う範囲を知る．
● 子どもの保健の知識を子どもの保育でどのように役立てるかを理解する．

1 子どもの保健とは

　世界的にみても，子どもの健康は19世紀までは先進国においても慈善事業を中心とした福祉活動であった．19世紀末頃に感染症克服の医学が発展し，ようやく乳幼児の死亡率を減少させることが可能となってきたが，わが国でも統計調査が行われはじめた1899年（明治32年）の乳児死亡率は，出生1,000に対し153.8で，100人のうち15人が1歳になれず，その状態が大正末の1925年まで続いていた．昭和初期に保健所の前身である小児保健所が設立され，農村を中心として母子の死亡率を下げるための保健活動がはじめられた．これは衛生状態，栄養状態の改善が主体で，1940年に乳児死亡率は出生1,000に対し90となった．第二次世界大戦後の1947年に児童福祉法が制定され，母子手帳の配付，妊産婦や乳幼児の健康診査・保健指導の推進などが行われた．それにより乳児死亡率はさらに改善し，1960年には出生1,000に対し30.7，2016年には2.0となり，世界最低の記録を更新している（図1）[1,2]．乳児死亡率の減少は，その後の子どもの健康状態の向上や平均寿命の延長にもつながっているだけに，子どもを対象とする保健活動の重要性がうかがえる．

　子どもの健康を守る保健活動とはどういうものであるだろうか．世界保健機関（WHO）＊では，健康の定義を「病気ではないとか，弱っていないということではなく，肉体的にも，精神的にも，そして社会的にも，すべてが満たされた状態にあることをいいます」としている．さらに，子どもについ

＊：世界保健機関（WHO：World Health Organization）
「すべての人々が可能な最高の健康水準に到達すること」を目的として1948年に設立された国際連合の専門機関．現在の加盟国は194か国・地域と2準加盟地域で，本部はスイスのジュネーブにあり，全世界の人々の健康を守るため広範な活動を行っている．わが国はWHO加盟国として西太平洋地域に所属し，保健医療分野の対策に資するべく国際的な情報を入手するとともに，世界の保健課題への貢献も行っている．

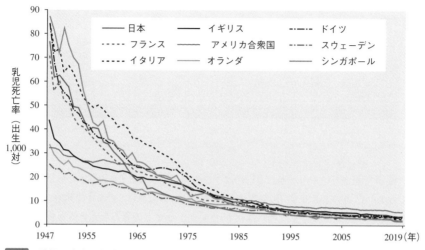

図1 乳児死亡率の年次推移，諸外国との比較（1947〜2019 年）
………は数値なし．ドイツの 1990 年までは旧西ドイツの数値．
（厚生労働省政策統括官：平成 30 年我が国の人口動態．厚生労働省政策統括官，2018；25（https://www.
mhlw.go.jp/toukei/list/dl/81-1a2.pdf〔閲覧日：2021.5.21〕）／The World Bank: World Bank Open Data.
(https://data.worldbank.org〔閲覧日：2021.5.21〕)より引用改変）

ては，「子供の健やかな成長は，基本的に大切なことです．そして，変化の激しい種々の環境に順応しながら生きていける力を身につけることが，この成長のために不可欠です」と謳っている（表1）[3]．子どもが健康に成長していくためには，様々な観点から配慮する保健活動が必要で，子どもを育てるためには，子どもの保健に関する知識が欠かせない．

　子どもの保健とは，子どもたちの心と身体の健康を維持し，増進することを目的とした医学分野であり，実践活動である．子どもの特徴は，絶えず発育，発達していることである．先天的条件や，養育，環境の条件の影響を受けやすい子どもが順調な発育，発達をして支障のない生活を送るためには，大人や社会の適切な対応が必要となる．さらに，子どもたちの将来の健康状態も予測して，自立して健康に過ごせるような働きかけも大切である．

2 子どもの保健で扱うこと

1）子どもの発育

　「子どもの保健」は，以前は「小児保健」とされ，さらにはその母親の健康を守る「母性保健」と一緒に「母子保健」として課題を検討されていた．つまり，子どもの保健では，出生してからではなく胎児となったときから，保健活動がはじまるのである．妊娠中の健やかな胎児の成長を促すためには，妊娠前の思春期の健康教育も大切で，妊娠してからは妊婦の健康や胎児の順調な発育についての知識も必要となる．また，出産までの過程や乳児期の特徴，養育の仕方も知っている必要がある．

　出生後，身体が形態的に大きくなることを発育または成長という．子どもの身体を定期的に計測し，順調に発育しているか確認するためには，正しい計測の仕方や評価の方法，影響因子を知っていることが大切である．

　妊娠中の記録，出生時の記録，その後の発育の記録，予防接種の記録を 1 冊の手帳としたものが**母子健康手帳**である（図2）[4]．1942 年に創設された妊産婦手帳がはじまりで，その後母子手帳，母子健康手帳と名称が変わり，妊娠証明書を提出すると交付される．母子の健康状態が 1 冊に記録されるため子どもの保健活動における役割は大きく，海外でも活用されている．

表1 世界保健機関憲章前文（日本 WHO 協会仮訳）

THE STATES Parties to this Constitution declare, in conformity with the Charter of the United Nations, that the following principles are basic to the happiness, harmonious relations and security of all peoples:

この憲章の当事国は，国際連合憲章に従い，次の諸原則がすべての人々の幸福と平和な関係と安全保障の基礎であることを宣言します．

Health is a state of complete physical, mental and social well-being and not merely the absence of disease or infirmity.

健康とは，病気ではないとか，弱っていないということではなく，肉体的にも，精神的にも，そして社会的にも，すべてが満たされた状態にあることをいいます．

The enjoyment of the highest attainable standard of health is one of the fundamental rights of every human being without distinction of race, religion, political belief, economic or social condition.

人種，宗教，政治信条や経済的・社会的条件によって差別されることなく，最高水準の健康に恵まれることは，あらゆる人々にとっての基本的人権のひとつです．

The health of all peoples is fundamental to the attainment of peace and security and is dependent upon the fullest co-operation of individuals and States.

世界中すべての人々が健康であることは，平和と安全を達成するための基礎であり，その成否は，個人と国家の全面的な協力が得られるかどうかにかかっています．

The achievement of any States in the promotion and protection of health is of value to all.

ひとつの国で健康の増進と保護を達成することができれば，その国のみならず世界全体にとっても有意義なことです．

Unequal development in different countries in the promotion of health and control of disease, especially communicable disease, is a common danger.

健康増進や感染症対策の進み具合が国によって異なると，すべての国に共通して危険が及ぶことになります．

Healthy development of the child is of basic importance; the ability to live harmoniously in a changing total environment is essential to such development.

子供の健やかな成長は，基本的に大切なことです．そして，変化の激しい種々の環境に順応しながら生きていける力を身につけることが，この成長のために不可欠です．

The extension to all peoples of the benefits of medical, psychological and related knowledge is essential to the fullest attainment of health.

健康を完全に達成するためには，医学，心理学や関連する学問の恩恵をすべての人々に広げることが不可欠です．

Informed opinion and active co-operation on the part of the public are of the utmost importance in the improvement of the health of the people.

一般の市民が確かな見解をもって積極的に協力することは，人々の健康を向上させていくうえで最も重要なことです．

Governments have a responsibility for the health of their peoples which can be fulfilled only by the provision of adequate health and social measures.

各国政府には自国民の健康に対する責任があり，その責任を果たすためには，十分な健康対策と社会的施策を行わなければなりません．

ACCEPTING THESE PRINCIPLES, and for the purpose of co-operation among themselves and with others to promote and protect the health of all peoples, the Contracting Parties agree to the present Constitution and hereby establish the World Health Organization as a specialized agency within the terms of Article 57 of the Charter of the United Nations.

これらの原則を受け入れ，すべての人々の健康を増進し保護するため互いに他の国々と協力する目的で，締約国はこの憲章に同意し，国際連合憲章第 57 条の条項の範囲内の専門機関として，ここに世界保健機関を設立します．

（世界保健機関：世界保健機関憲章前文（日本 WHO 協会仮訳）．1948(https://japan-who.or.jp/about/who-what/charter〔閲覧日：2021.5.22]）より）

出 産 の 状 態

妊 娠 期 間	妊 娠　　　　　　週　　　　日		
娩 出 日 時	年　月　日　午前／後　時　分		
分 娩 経 過	頭位 ・ 骨盤位 ・ その他（　　　　　） 特記事項		
分 娩 方 法			
分 娩 所 要 時 間		出 血 量	少量・中量・多量（　　ml）
輸血（血液製剤含む）の有無	無 ・ 有（　　　　　　　　　）		
出産時の児の状態	性 別 ・ 数	男 ・ 女 ・ 不明	単 ・ 多 （　　胎）
	計 測 値	体重　　　　g	身長　　　　.　　cm
		胸囲　　　.　cm	頭囲　　　.　cm
	特別な所見・処置	新生児仮死→（ 死 亡・蘇 生 ）・ 死 産	
証 明	出生証明書・ 死 産 証 書 （死胎検案書）・出生証明書及び死亡診断書		
出産の場所名 称			
分娩取扱者氏 名	医 師 助産師	その他	

1 か 月 児 健 康 診 査
（　　年　月　日実施・　か月　日）

体 重	g	身 長	.　cm
胸 囲	.　cm	頭 囲	.　cm
栄養状態： 良 ・ 要指導		栄養法： 母 乳・混 合・人工乳	

健康・要観察

特記事項

施 設 名 又 は 担 当 者 名	

次の健康診査までの記録
（自宅で測定した身長・体重も記入しましょう。）

年　月　日	月 齢	体 重	身 長	特記事項	施設名又は担当者名
		g	.　cm		

図2 母子健康手帳の例

（厚生労働省：母子健康手帳省令様式. (https://www.mhlw.go.jp/content/000622161.pdf〔閲覧日：2021.5.22〕)より)

2）子どもの年齢区分

　保育の現場では，2歳児までの保育を乳児保育としているが，子どもの保健では，子どもの**年齢**による**区分**は以下のようになっている.

　　新生児：生後4週未満

　　乳　児：生後1年未満

　　幼　児：生後1年～就学前

　　児　童：小学生

　　生　徒：中学生

　子どもから大人になる過程を思春期というが，その時期や期間は個人差が大きいため，児童期半ばから18歳くらいまでを思春期とすることが多い．また，児童福祉法では18歳までを児童として扱い，医療機関の小児科外来では15歳までを対象としていることが多いが，成人に至るまで連続して対象とすることが必要なこともある.

3）子どもの発達

　子どもが機能的，精神的に成熟することを**発達**という．これらは個人差があるが，一般的な評価の方法や影響因子を知っていることが大切である.

　機能的な発達には，体の動きと関連した運動発達と，内臓の働きと関連した生理的発達とがある．運動発達の標準を知ることは養育の仕方に役立てられ，事故予防の環境整備をし，病的な場合の対応を考えることにもなる．また，生理的発達の標準を知ることで，子どもの生活習慣をつくり，体調不良時の判断が可能となる.

　精神的な発達には，知的機能，言語，社会性の3つがあり，対人関係のつくり方や集団生活での対応の仕方を考えていくことになる.

4）子どもの体調不良時の症状と対応

子どもは自分の体調不良を正しく伝えることが難しいため，観察の仕方を知っておく必要がある．また，免疫機能が発達途上であるため感染症にかかることが多い．子ども特有の病気とその特徴を知り，保育現場で必要な具体的な対応を知っていることは重要である．また，集団生活をしているため，感染症が広がらないための予防に対する知識も必要である．感染症の予防は，一人ひとりの個人としての予防方法や，教育，環境整備としての配慮についても考えていくことが大切である．

5）子どもが起こしやすい事故と予防

子どもはその特性として怪我をしやすいので，大きな事故とならないような環境整備や配慮が必要である．子どもの発育，発達に応じた事故防止と，怪我をしたときの具体的な応急処置などを知っておく必要がある．

さらに深める！ 🔟➡ 日本の保育所の歴史と保健活動

1890年，「新潟静修学校」付設の赤沢託児所が最初の保育所といわれている．その後，女子労働力の確保のために，各地に企業内託児所がつくられた．

1908年　政府内務省が，民間の保育事業に補助金交付をはじめる

1919年　日本初の公立託児所として設置される

1926年　農繁期託児所が設置される

1941年　第二次世界大戦開戦後，戦時託児所や疎開託児所が設置される

戦時託児所や疎開託児所では，保健婦の配置がされており，保母や幼児の保健管理や栄養指導にあたっていた．戦時保育施設標準設定覚書には，健康指導として，①健康診査，②伝染病の予防，③健康生活の保護および習慣の養成，④身体鍛錬を行っていた．栄養管理のため給食を提供し，人工栄養や離乳食や間食などの一切の給食は医師または保健師の指導を受けて実施していた．託児所に預けられることにより，給食が支給され，衛生状態が維持され，伝染病の発症を最小限にするように，保健師は指導を行い，生命を守っていたものと思われる．

1946年　「東京都保育園使用条例」を制定し都立保育所が再開された

1947年　児童福祉法が公布され，保育所がはじめて法的根拠を与えられた

1969年，厚生省（現 厚生労働省）は都市部など乳児保育が多い地域で，保護者が所得者階層に属している，乳児が9人以上入所する保育所に対して，特別乳児保育対策の対象とする施策を行った．保母の他に保健婦または看護婦1人を含めて，乳児3人に対して職員1人で保育を行うようになった．

1998年，児童福祉法が一部改正され，乳児9人以上を入所させる保育所は保健婦または看護婦1人を置き，これを保育士定数基準に含むものとした．

託児所としてはじまった保育所は，当初，生活保護的な視点で子どもの保健活動を行っており，栄養，清潔，感染症の予防，生活習慣など，"子どもの命を守る"という使命感からスタートしたような状況であった．しかし現在，戦後の厳しい状況を越えて高度経済成長を遂げ，大家族で生活していた時代から核家族化の時代に変わり，子育ては夫婦だけで行うという家庭が増加している．時代の変化のなかで，保育所では子どもの発達や健康支援，健康教育，さらには障害児保育も行うなど，「子どもの保健」で担う役割も多様化してきている．

6）子どもが生活する環境整備

子どもたちが生活，活動する環境整備として，感染症の予防や事故予防への配慮がまず必要だが，子どもの成長に応じた活動ができるような環境の設定についても知っておく必要がある．

7）障害や慢性疾患がある子どもの援助

様々な障害や慢性疾患のある子どもにおいては，個別の援助も重要であるが，子どもたち同士の関わりをもつ場所をつくることも，その発達支援として大切である．それには，集団生活を可能とするための適切な援助や，子どもの健康保持，増進のための福祉制度，保健行政を知っておくことが必要である．

3 保育所保育指針での取り扱い

「保育所保育指針」[5]（資料，p.9 参照）では，「第1章　総則」で「1（2）保育の目標」として，「ア（ア）十分に養護の行き届いた環境の下に，くつろいだ雰囲気の中で子どもの様々な欲求を満たし，生命の保持及び情緒の安定を図ること．（イ）健康，安全など生活に必要な基本的な習慣や態度を養い，心身の健康の基礎を培うこと」が掲げられており，子どもの心身の健康を守り，専門性を身につけて維持するよう，その向上を目指している．「1（3）保育の方法」では，「イ　子どもの生活のリズムを大切にし，健康，安全で情緒の安定した生活ができる環境や，自己を十分に発揮できる環境を整えること」と，生活リズムの確立や環境設定に留意するように，としている．さらに，「2（1）養護の理念」として「保育における養護とは，子どもの生命の保持及び情緒の安定を図るために保育士等が行う援助や関わり」であるとして，具体的な内容を示している．

「第2章　保育の内容」では年齢ごとの保育内容の指針が示され，「第3章　健康及び安全」では「保育所保育において，子どもの健康及び安全の確保は，子どもの生命の保持と健やかな生活の基本であり，一人一人の子どもの健康の保持及び増進並びに安全の確保とともに，保育所全体における健康及び安全の確保に努めることが重要となる．また，子どもが，自らの体や健康に関心をもち，心身の機能を高めていくことが大切である」と具体的な内容を提示し，子どもの保健活動が保育における重要な役割であることを示している．

4 これからの子どもの保健

1）少子化と子育て支援

子どもの保健活動は，乳幼児の死亡率の減少や子どもたちの健康の改善に役立ってきた歴史があるが，近年わが国では出生率の減少による少子化が進行しており，大きな課題となっている（p.22，図1，図2，表1参照）．諸外国では，子育て支援のための施策を行うと出生率の回復がみられているため，わが国でも今後一層考えていく必要がある．そのなかで，子どもの健康に関わる生活習慣や体調の変化における支援の重要性が認識されている．

2）様々な子どもの成長，発達への支援

近年，通常児だけでなく障害や慢性疾患を抱えている子ども，医療的ケアが必要な子どもなど，様々な環境で育っている子どもたちがともに生活，成長するインクルーシブ保育の必要性が高まってきている．きめ細かな配慮を行うためには，様々な子どもの健康についての理解が不可欠である．

3）グローバル社会における子どもの保健

国際化が進むなかで，様々な文化背景をもつ子どもたちと一緒に生活する機会が増えている．互い

の文化や習慣に対する理解を深めながら，よりよく子どもの健康を育てていくことは，今後はさらに必要となってくるだろう．また，わが国の保健活動が，母子健康手帳を海外に広げるなど諸外国の子どもの健康に関わる機会も増えてきている．子どもの保健活動の広がりをさらに追究していくことも予想される．

‖文献‖

1）厚生労働省政策統括官：平成30年我が国の人口動態．厚生労働省政策統括官，2018；25（https://www.mhlw.go.jp/toukei/list/dl/81-1a2.pdf〔閲覧日：2021.5.21〕）
2）The World Bank: World Bank Open Data.（https://data.worldbank.org〔閲覧日：2021.5.21〕）
3）世界保健機関：世界保健機関憲章前文（日本WHO協会仮訳）．1948（https://japan-who.or.jp/about/who-what/charter〔閲覧日：2021.5.22〕）
4）厚生労働省：母子健康手帳省令様式．（https://www.mhlw.go.jp/content/000622161.pdf〔閲覧日：2021.5.22〕）
5）厚生労働省：保育所保育指針．2017（http://www.mhlw.go.jp/file/06-Seisakujouhou-11900000-Koyoukintoujidoukateikyoku/0000160000.pdf〔閲覧日：2021.5.22〕）

‖参考‖

・鳥海弘子：日本の保育所における乳幼児保健の歴史．白梅学園大学大学院，論叢 2014；5：37-44

確認度
CHECK!

✔ 子どもの保健は子どもの保育において欠かせない知識であり，実践活動である．

✔ 子どもの保健で扱う項目は多岐にわたり，わが国の子どもの健康を守り育てることに大きな役割を果たしている．

✔ 今後は子育て支援やインクルーシブ保育，グローバル社会での子どもの健康についても検討する必要がある．

第 1 章① 振り返りの問題

問1　次の文章は，世界保健機関（WHO）憲章の前文にある健康の定義の一部である．（　　）にあてはまる語句を入れなさい．

健康とは，（①　　　　）ではないとか，弱っていないということではなく，（②　　　　）にも，（③　　　　）にも，そして（④　　　　）にも，すべてが満たされた状態にあることをいいます．

人種，宗教，政治信条や経済的・社会的条件によって差別されることなく，最高水準の（⑤　　　　）に恵まれることは，あらゆる人々にとっての（⑥　　　　）のひとつです．

子供の健やかな（⑦　　　　）は，基本的に大切なことです．そして，変化の激しい種々の（⑧　　　　）に順応しながら生きていける力を身につけることが，この成長のために不可欠です．

問2　次の文章は，「保育所保育指針」の「第1章　総則」の「2　養護に関する基本的事項」の「(2)養護に関わるねらい及び内容」の一部である．（　　）にあてはまる語句を入れなさい．

①　一人一人の子どもが，快適に（　　　　）できるようにする．
②　一人一人の子どもが，健康で（　　　　）に過ごせるようにする．
③　一人一人の子どもの（　　　　）欲求が，十分に満たされるようにする．
④　一人一人の子どもの（　　　　）増進が，積極的に図られるようにする．

問3　子どもの保健における，①〜⑤にあてはまる年齢の区分をそれぞれ答えなさい．

①　生後4週未満
②　生後1年未満
③　生後1年〜就学前
④　小学生
⑤　中学生

答え：p.142 参照
パソコンやスマートフォンで「振り返りの問題」を解いてみよう！
●パソコン → http://www.shindan.co.jp/thm/2531/kh1-1/html5/index.html

●スマートフォン →

第1章①　資料　保育所保育指針（抜粋）

第1章　総則

　この指針は，児童福祉施設の設備及び運営に関する基準（昭和23年厚生省令第63号．以下「設備運営基準」という．）第35条の規定に基づき，保育所における保育の内容に関する事項及びこれに関連する運営に関する事項を定めるものである．各保育所は，この指針において規定される保育の内容に係る基本原則に関する事項等を踏まえ，各保育所の実情に応じて創意工夫を図り，保育所の機能及び質の向上に努めなければならない．

1　保育所保育に関する基本原則

（1）　保育所の役割

　　ア　保育所は，児童福祉法（昭和22年法律第164号）第39条の規定に基づき，保育を必要とする子どもの保育を行い，その健全な心身の発達を図ることを目的とする児童福祉施設であり，入所する子どもの最善の利益を考慮し，その福祉を積極的に増進することに最もふさわしい生活の場でなければならない．

　　イ　保育所は，その目的を達成するために，保育に関する専門性を有する職員が，家庭との緊密な連携の下に，子どもの状況や発達過程を踏まえ，保育所における環境を通して，養護及び教育を一体的に行うことを特性としている．

　　ウ　保育所は，入所する子どもを保育するとともに，家庭や地域の様々な社会資源との連携を図りながら，入所する子どもの保護者に対する支援及び地域の子育て家庭に対する支援等を行う役割を担うものである．

　　エ　保育所における保育士は，児童福祉法第18条の4の規定を踏まえ，保育所の役割及び機能が適切に発揮されるように，倫理観に裏付けられた専門的知識，技術及び判断をもって，子どもを保育するとともに，子どもの保護者に対する保育に関する指導を行うものであり，その職責を遂行するための専門性の向上に絶えず努めなければならない．

（2）　保育の目標

　　ア　保育所は，子どもが生涯にわたる人間形成にとって極めて重要な時期に，その生活時間の大半を過ごす場である．このため，保育所の保育は，子どもが現在を最も良く生き，望ましい未来をつくり出す力の基礎を培うために，次の目標を目指して行わなければならない．

　　　（ア）　十分に養護の行き届いた環境の下に，くつろいだ雰囲気の中で子どもの様々な欲求を満たし，生命の保持及び情緒の安定を図ること．

　　　（イ）　健康，安全など生活に必要な基本的な習慣や態度を養い，心身の健康の基礎を培うこと．

　　　（ウ）　人との関わりの中で，人に対する愛情と信頼感，そして人権を大切にする心を育てるとともに，自主，自立及び協調の態度を養い，道徳性の芽生えを培うこと．

　　　（エ）　生命，自然及び社会の事象についての興味や関心を育て，それらに対する豊かな心情や思考力の芽生えを培うこと．

　　　（オ）　生活の中で，言葉への興味や関心を育て，話したり，聞いたり，相手の話を理解しようとするなど，言葉の豊かさを養うこと．

　　　（カ）　様々な体験を通して，豊かな感性や表現力を育み，創造性の芽生えを培うこと．

　　イ　保育所は，入所する子どもの保護者に対し，その意向を受け止め，子どもと保護者の安定した関係に配慮し，保育所の特性や保育士等の専門性を生かして，その援助に当たらなければならない．

（3）　保育の方法

　　　保育の目標を達成するために，保育士等は，次の事項に留意して保育しなければならない．

　　ア　一人一人の子どもの状況や家庭及び地域社会での生活の実態を把握するとともに，子どもが安心感と信頼感をもって活動できるよう，子どもの主体としての思いや願いを受け止めること．

　　イ　子どもの生活のリズムを大切にし，健康，安全で情緒の安定した生活ができる環境や，自己を十分に発揮できる環境を整えること．

　　ウ　子どもの発達について理解し，一人一人の発達過程に応じて保育すること．その際，子どもの個人差に十分配慮すること．

　　エ　子ども相互の関係づくりや互いに尊重する心を大切にし，集団における活動を効果あるものに

するよう援助すること.

オ 子どもが自発的・意欲的に関われるような環境を構成し, 子どもの主体的な活動や子ども相互の関わりを大切にすること. 特に, 乳幼児期にふさわしい体験が得られるように, 生活や遊びを通して総合的に保育すること.

カ 一人一人の保護者の状況やその意向を理解, 受容し, それぞれの親子関係や家庭生活等に配慮しながら, 様々な機会をとらえ, 適切に援助すること.

(4) 保育の環境

保育の環境には, 保育士等や子どもなどの人的環境, 施設や遊具などの物的環境, 更には自然や社会の事象などがある. 保育所は, こうした人, 物, 場などの環境が相互に関連し合い, 子どもの生活が豊かなものとなるよう, 次の事項に留意しつつ, 計画的に環境を構成し, 工夫して保育しなければならない.

ア 子ども自らが環境に関わり, 自発的に活動し, 様々な経験を積んでいくことができるよう配慮すること.

イ 子どもの活動が豊かに展開されるよう, 保育所の設備や環境を整え, 保育所の保健的環境や安全の確保などに努めること.

ウ 保育室は, 温かな親しみとくつろぎの場となるとともに, 生き生きと活動できる場となるように配慮すること.

エ 子どもが人と関わる力を育てていくため, 子ども自らが周囲の子どもや大人と関わっていくことができる環境を整えること.

(5) 保育所の社会的責任

ア 保育所は, 子どもの人権に十分配慮するとともに, 子ども一人一人の人格を尊重して保育を行わなければならない.

イ 保育所は, 地域社会との交流や連携を図り, 保護者や地域社会に, 当該保育所が行う保育の内容を適切に説明するよう努めなければならない.

ウ 保育所は, 入所する子ども等の個人情報を適切に取り扱うとともに, 保護者の苦情などに対し, その解決を図るよう努めなければならない.

2 養護に関する基本的事項

(1) 養護の理念

保育における養護とは, 子どもの生命の保持及び情緒の安定を図るために保育士等が行う援助や関わりであり, 保育所における保育は, 養護及び教育を一体的に行うことをその特性とするものである. 保育所における保育全体を通じて, 養護に関するねらい及び内容を踏まえた保育が展開されなければならない.

(2) 養護に関わるねらい及び内容

ア 生命の保持

(ア) ねらい

① 一人一人の子どもが, 快適に生活できるようにする.

② 一人一人の子どもが, 健康で安全に過ごせるようにする.

③ 一人一人の子どもの生理的欲求が, 十分に満たされるようにする.

④ 一人一人の子どもの健康増進が, 積極的に図られるようにする.

(イ) 内容

① 一人一人の子どもの平常の健康状態や発育及び発達状態を的確に把握し, 異常を感じる場合は, 速やかに適切に対応する.

② 家庭との連携を密にし, 嘱託医等との連携を図りながら, 子どもの疾病や事故防止に関する認識を深め, 保健的で安全な保育環境の維持及び向上に努める.

③ 清潔で安全な環境を整え, 適切な援助や応答的な関わりを通して子どもの生理的欲求を満たしていく. また, 家庭と協力しながら, 子どもの発達過程等に応じた適切な生活のリズムがつくられていくようにする.

④ 子どもの発達過程等に応じて, 適度な運動と休息を取ることができるようにする. また,

食事，排泄，衣類の着脱，身の回りを清潔にすることなどについて，子どもが意欲的せつに生活できるよう適切に援助する．

イ　情緒の安定

（ア）ねらい

① 一人一人の子どもが，安定感をもって過ごせるようにする．

② 一人一人の子どもが，自分の気持ちを安心して表すことができるようにする．

③ 一人一人の子どもが，周囲から主体として受け止められ，主体として育ち，自分を肯定する気持ちが育まれていくようにする．

④ 一人一人の子どもがくつろいで共に過ごし，心身の疲れが癒されるようにする．

（イ）内容

① 一人一人の子どもの置かれている状態や発達過程などを的確に把握し，子どもの欲求を適切に満たしながら，応答的な触れ合いや言葉がけを行う．

② 一人一人の子どもの気持ちを受容し，共感しながら，子どもとの継続的な信頼関係を築いていく．

③ 保育士等との信頼関係を基盤に，一人一人の子どもが主体的に活動し，自発性や探索意欲などを高めるとともに，自分への自信をもつことができるよう成長の過程を見守り，適切に働きかける．

④ 一人一人の子どもの生活のリズム，発達過程，保育時間などに応じて，活動内容のバランスや調和を図りながら，適切な食事や休息が取れるようにする．

第3章　健康及び安全

保育所保育において，子どもの健康及び安全の確保は，子どもの生命の保持と健やかな生活の基本であり，一人一人の子どもの健康の保持及び増進並びに安全の確保とともに，保育所全体における健康及び安全の確保に努めることが重要となる．

また，子どもが，自らの体や健康に関心をもち，心身の機能を高めていくことが大切である．

このため，第1章及び第2章等の関連する事項に留意し，次に示す事項を踏まえ，保育を行うこととする．

1　子どもの健康支援

（1）子どもの健康状態並びに発育及び発達状態の把握

ア　子どもの心身の状態に応じて保育するために，子どもの健康状態並びに発育及び発達状態について，定期的・継続的に，また，必要に応じて随時，把握すること．

イ　保護者からの情報とともに，登所時及び保育中を通じて子どもの状態を観察し，何らかの疾病が疑われる状態や傷害が認められた場合には，保護者に連絡するとともに，嘱託医と相談するなど適切な対応を図ること．看護師等が配置されている場合には，その専門性を生かした対応を図ること．

ウ　子どもの心身の状態等を観察し，不適切な養育の兆候が見られる場合には，市町村や関係機関と連携し，児童福祉法第25条に基づき，適切な対応を図ること．また，虐待が疑われる場合には，速やかに市町村又は児童相談所に通告し，適切な対応を図ること．

（2）健康増進

ア　子どもの健康に関する保健計画を全体的な計画に基づいて作成し，全職員がそのねらいや内容を踏まえ，一人一人の子どもの健康の保持及び増進に努めていくこと．

イ　子どもの心身の健康状態や疾病等の把握のために，嘱託医等により定期的に健康診断を行い，その結果を記録し，保育に活用するとともに，保護者が子どもの状態を理解し，日常生活に活用できるようにすること．

（3）疾病等への対応

ア　保育中に体調不良や傷害が発生した場合には，その子どもの状態等に応じて，保護者に連絡するとともに，適宜，嘱託医や子どものかかりつけ医等と相談し，適切な処置を行うこと．看護師等が配置されている場合には，その専門性を生かした対応を図ること．

イ　感染症やその他の疾病の発生予防に努め，その発生や疑いがある場合には，必要に応じて嘱託医，市町村，保健所等に連絡し，その指示に従うとともに，保護者や全職員に連絡し，予防等について協力を求めること．また，感染症に関する保育所の対応方法等について，あらかじめ関係機関の協力を得ておくこと．看護師等が配置されている場合には，その専門性を生かした対応を図ること．

ウ　アレルギー疾患を有する子どもの保育については，保護者と連携し，医師の診断及び指示に基づき，適切な対応を行うこと．また，食物アレルギーに関して，関係機関と連携して，当該保育所の体制構築など，安全な環境の整備を行うこと．看護師や栄養士等が配置されている場合には，その専門性を生かした対応を図ること．

エ　子どもの疾病等の事態に備え，医務室等の環境を整え，救急用の薬品，材料等を適切な管理の下に常備し，全職員が対応できるようにしておくこと．

2　食育の推進
（1）保育所の特性を生かした食育

ア　保育所における食育は，健康な生活の基本としての「食を営む力」の育成に向け，その基礎を培うことを目標とすること．

イ　子どもが生活と遊びの中で，意欲をもって食に関わる体験を積み重ね，食べることを楽しみ，食事を楽しみ合う子どもに成長していくことを期待するものであること．

ウ　乳幼児期にふさわしい食生活が展開され，適切な援助が行われるよう，食事の提供を含む食育計画を全体的な計画に基づいて作成し，その評価及び改善に努めること．栄養士が配置されている場合は，専門性を生かした対応を図ること．

（2）食育の環境の整備等

ア　子どもが自らの感覚や体験を通して，自然の恵みとしての食材や食の循環・環境への意識，調理する人への感謝の気持ちが育つように，子どもと調理員等との関わりや，調理室など食に関わる保育環境に配慮すること．

イ　保護者や地域の多様な関係者との連携及び協働の下で，食に関する取組が進められること．
また，市町村の支援の下に，地域の関係機関等との日常的な連携を図り，必要な協力が得られるよう努めること．

ウ　体調不良，食物アレルギー，障害のある子どもなど，一人一人の子どもの心身の状態等に応じ，嘱託医，かかりつけ医等の指示や協力の下に適切に対応すること．栄養士が配置されている場合は，専門性を生かした対応を図ること．

3　環境及び衛生管理並びに安全管理
（1）環境及び衛生管理

ア　施設の温度，湿度，換気，採光，音などの環境を常に適切な状態に保持するとともに，施設内外の設備及び用具等の衛生管理に努めること．

イ　施設内外の適切な環境の維持に努めるとともに，子ども及び全職員が清潔を保つようにすること．また，職員は衛生知識の向上に努めること．

（2）事故防止及び安全対策

ア　保育中の事故防止のために，子どもの心身の状態等を踏まえつつ，施設内外の安全点検に努め，安全対策のために全職員の共通理解や体制づくりを図るとともに，家庭や地域の関係機関の協力の下に安全指導を行うこと．

イ　事故防止の取組を行う際には，特に，睡眠中，プール活動・水遊び中，食事中等の場面では重大事故が発生しやすいことを踏まえ，子どもの主体的な活動を大切にしつつ，施設内外の環境の配慮や指導の工夫を行うなど，必要な対策を講じること．

ウ　保育中の事故の発生に備え，施設内外の危険箇所の点検や訓練を実施するとともに，外部からの不審者等の侵入防止のための措置や訓練など不測の事態に備えて必要な対応を行うこと．
また，子どもの精神保健面における対応に留意すること．

4　災害への備え
　（1）　施設・設備等の安全確保
　　　　ア　防火設備，避難経路等の安全性が確保されるよう，定期的にこれらの安全点検を行うこと．
　　　　イ　備品，遊具等の配置，保管を適切に行い，日頃から，安全環境の整備に努めること．
　（2）　災害発生時の対応体制及び避難への備え
　　　　ア　火災や地震などの災害の発生に備え，緊急時の対応の具体的内容及び手順，職員の役割分担，避難訓練計画等に関するマニュアルを作成すること．
　　　　イ　定期的に避難訓練を実施するなど，必要な対応を図ること．
　　　　ウ　災害の発生時に，保護者等への連絡及び子どもの引渡しを円滑に行うため，日頃から保護者との密接な連携に努め，連絡体制や引渡し方法等について確認をしておくこと．
　（3）　地域の関係機関等との連携
　　　　ア　市町村の支援の下に，地域の関係機関との日常的な連携を図り，必要な協力が得られるよう努めること．
　　　　イ　避難訓練については，地域の関係機関や保護者との連携の下に行うなど工夫すること．

（厚生労働省：保育所保育指針．2017(http://www.mhlw.go.jp/file/06-Seisakujouhou-11900000-Koyoukintoujidoukateikyoku/0000160000.pdf〔閲覧日：2021.5.22〕)より)

子どもの健康と保健
② 子どもの出生と母子保健の意義

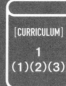

[CURRICULUM]
1
(1)(2)(3)

　生命の誕生は，いつの時代でも神秘的な感動があります．ほ乳類のなかでもヒトは，母親の胎内にいる期間も長く，出生後すぐに自立して生きていくことはできません．それでも，母親の胎内で守られてきた胎児は，出生によって劇的な環境の変化に適応していきます．本項ではその仕組みについて学ぶとともに，母親の健康を守る母性保健と子どもの健康を守る小児保健が一体となった，母子保健の意義を考えていきます．

POINT!

● 胎児の発育と出生の過程を知る．
● 胎児の発育と出生に影響する因子を学ぶ．
● 通常出生の処置と新生児の特徴を学ぶ．
● 母子保健が子どもの健康を守るために果たしている意義について考える．

1 胎児の発育

1）正常胎児の発育

　卵巣より排出された卵子と精子が融合して受精し，1週ほどかかって受精卵が子宮内膜(しきゅうないまく)に着床(ちゃくしょう)したときからが，妊娠のはじまりとなる．着床の日を特定することは難しく，妊娠の週数は最終月経の第1日目からの満の週数で表すため，実際の受精してからの期間（受精齢）より1週長い．

　受精卵は発育して胎芽(たいが)となり，器官が形成して，8週または妊娠10週からを胎児という．妊娠22週未満の分娩は流産といい，22週未満の胎児が母体から外に出ると，生存することはできないとされている．

　出産予定日は妊娠40週で，妊娠37〜42週未満の出産は正期産(せいきさん)といい，37週未満の出産は早産，42週以後の出産は過期産(かきさん)という（図1）[1]．

2）胎児の発育に影響する因子(いんし)

　胎児の発育には様々な因子が影響するが，一般的因子としては人種，性別，両親からの遺伝子，母親の体格，母親の年齢，母親の栄養状態，母親の喫煙の有無，出生順位がある．

　病的因子としては，胎児の先天性疾患，子宮内での感染症，子宮内での有害物質曝露(ばくろ)，母体の疾患，妊娠高血圧症候群，多胎妊娠（双子など）などがある．病的因子がある場合は，流産や早産，子宮内での発育不全の原因となりやすい．胎児の臓器の形態異常の発症は，妊娠3か月までの時期が最も多い（図2）[1]．

受精齢週数（数え）	受精卵期	初期胚子期	胎芽期（胚子）	胎児期
	1 2	3	4 5 6 7 8	9 10 11 12 13 14 15 16 17 18 19 20 21 22 23 24 25 26 27 28 29 30 31 32 33 34 35 36 37 38

妊娠週数（満）	0 1 2 3 4 5 6 7 8 9 10 11 12 13 14 15 16 17 18 19 20 21 22 23 24 25 26 27 28 29 30 31 32 33 34 35 36 37 38 39 40 41 42 43
妊娠月数	1か月　2か月　3か月　4か月　5か月　6か月　7か月　8か月　9か月　10か月
妊娠の帰結	最終月経｜着床受精｜流産｜早産｜正期産｜過期産

図1　受精から出産までの週数

（牛島廣治：小児保健福祉学．新興医学出版社，2001；25-37 より引用改変）

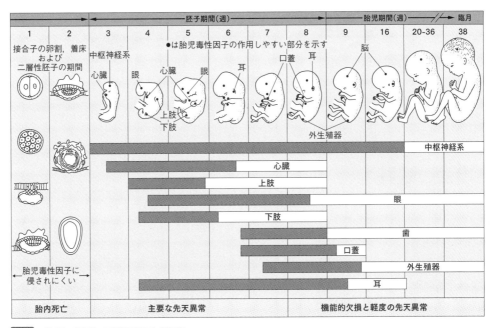

図2　胎児の臓器の形態異常形成時期

■は主要な先天異常が起こる時期を示す．
（牛島廣治：小児保健福祉学．新興医学出版社，2001；25-37 を元に作図）

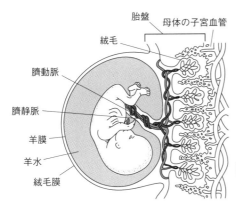

図3　胎児と胎盤

（Brown HL：受胎および出生前発育．MSDマニュアル（プロフェッショナル版）．
（https://www.msdmanuals.com/ja-jp/〔閲覧日：2021.5.22〕）を元に作図）

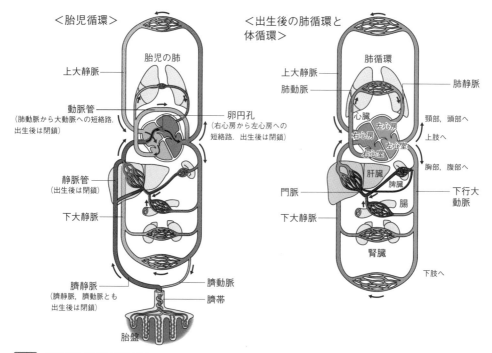

図4 胎児循環と新生児循環
(鴨下重彦, 他(監)：こどもの病気の地図帳. 講談社, 2002；74 より引用改変)

2 出生の過程

1）胎位

胎児と子宮口との向きを示すものを胎位といい，頭が下のほうを向いている頭位が通常である．頭が上を向いているさかごは骨盤位という．

2）胎児の発育

妊娠6〜7週頃から，心拍が確認できるようになる．神経系など体の器官は妊娠10週頃までにできるので，胎内の環境に影響を受けやすい．胎児は子宮内の羊水の中に浮かんでおり，臍帯がつながっている胎盤を通じて，母親から栄養や酸素を供給される．胎盤があることで，母親と胎児は血液を交えずに必要な物質のやり取りをすることができる（図3）[2]．胎児が動くことを感じる胎動は，妊娠18〜20週頃である．

3）通常出生の仕方

陣痛がはじまると分娩が開始となり，子宮口が全開大し，胎児が産道を通過して出産した後，胎盤が娩出する．陣痛が自然に発来し経腟分娩することを自然分娩といい，胎児が産道を通過するのに時間がかかりそうなときに，吸引器で頭部が出るのを助けることを吸引分娩，頭部を両側からはさむ鉗子を使って助けることを鉗子分娩，手術で腹部を切開して出産することを帝王切開という．

4）出生による循環の変化

胎児は子宮内では自分で呼吸していなかったが，出生後にうぶ声をあげて第一呼吸を行い，自分の肺で酸素を血液に運搬するようになる．これにより，胎児循環から新生児循環へ移行する（図4）[3]．胎児循環では，呼吸に必要な肺や，栄養の貯蔵に必要な肝臓を使う必要がないため，循環の短絡路として，動脈管，卵円孔，静脈管があった．出生後は，この短絡路が閉じ，胎盤とつながっていた臍静脈と臍動脈の血流が途絶えるため，臍帯を切断できるようになる．

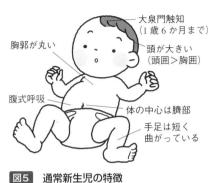

図5 通常新生児の特徴

大泉門触知
（1歳6か月まで）

頭が大きい
（頭囲＞胸囲）

胸郭が丸い

腹式呼吸

体の中心は臍部

手足は短く
曲がっている

表1 母子保健の施策

1937 年	母子保護法と保健所法が交付され，母子保健が保健所業務になった
1938 年	厚生省が創設され，厚生省―保健所という一貫した行政システムのなかに母子保健が組み込まれた
1939 年	乳幼児一斉健康診査が行われた
1942 年	母子健康手帳の前進である妊産婦手帳が導入され，妊産婦登録制度がはじまり，妊婦健診や各種母子保健サービスが整備されるようになった
1958 年	母子健康センターを法制化し全国的に普及させた
1961 年	新生児対策として新生児訪問指導や3歳児健康診査（健診）が全国的に開始された
1965 年	母子保健法が制定され，母性保健対策と乳幼児保健対策を一貫した体系として整備
1977 年	1歳6か月児健康診査が開始．先天性代謝異常検査も開始された

3 出生後の新生児

1）通常出生のときの処置

通常の分娩経過で出生したときには，まずしっかり泣いて呼吸していることを確認する．出生時に羊水を吸い込んでいることがあるため，口腔，鼻腔を吸引する．泣き方が弱かったり，ぐったりしていたり，顔色が悪いときには，医療処置が必要なことがある．呼吸がしっかりできていたら，臍帯部を結紮してハサミで切断する．出生児を母親に対面させたら，ネームバンドを足首か手首につけるか，マーカーペンで母親の名前を足に書くなどして取り違えないようにしておく．母親の胎内から出てすぐは環境温度に慣れないので，タオルでくるんだり，温かい部屋に連れて行くなど，保温することが大切である．以前は出生してすぐに沐浴させることが多かったが，最近は体についた胎脂を洗い落とさず拭き取るだけのことが多い．その後，出生児の体重，身長，頭囲，胸囲を測定し，外表の形成異常がないかチェックする．臍帯を切断した後のへその緒は，生後1週間程度で自然にとれる．

2）通常新生児の特徴

正期産で出生した通常新生児は，体重が3,000 g前後，身長が50 cm前後あり，頭囲が胸囲より大きい．手足は短く，関節で曲がっており，腹部は大きく腹式呼吸である（**図5**）．

4 母子保健の意義

母子保健とは，妊娠・出産・育児に関わる女性に対する母性保健と子どもの保健を一緒に考えていく実践活動である．日本の母子保健は，1916年農村地区乳児死亡対策のために保健衛生調査会が設置されたことがはじまりである．その後，母子保健の施策が次々と実施されていった（**表1**）．こうした施策と社会経済の向上，環境整備，栄養状態の改善で，母子保健の水準が向上し，周産期死亡や乳児死亡が激減した（p.23，**図6**）．今後は，子どもの先天性疾患の早期診断や子育て支援，女性の健康支援など多方面での実践活動が期待されている．

| 文献 |

1）牛島廣治：小児保健福祉学. 新興医学出版社，2001：25-37
2）Brown HL：受胎および出生前発育. MSDマニュアル（プロフェッショナル版）.〔https://www.msdmanuals.com/ja-jp/〔閲覧日：2021.5.22〕〕
3）鴨下重彦, 他（監）：こどもの病気の地図帳. 講談社, 2002：74

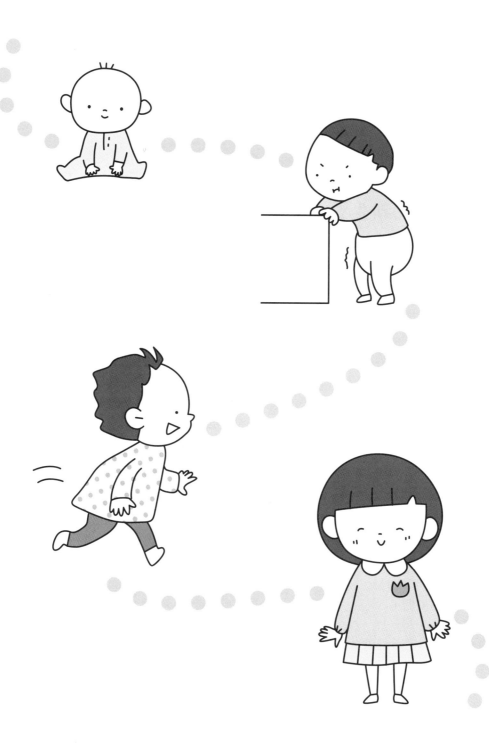

さらに深める！ 母子健康手帳の歴史

母子健康手帳は，旧厚生省の瀬木三雄（せぎみつお）がドイツの妊産婦登録制度を参考にして日本に導入したのがはじまりとされ，母子の健康を守るために大きな役割を果たしてきた．現在は，世界40か国以上が日本の手帳を参考にして導入している．

○妊産婦手帳：1942年，厚生省令により妊産婦に交付．出産の状況，妊産婦・出産児の健康状態記載欄があり，手帳の持参によって，米，出産用脱脂綿（だっしめん），腹帯用さらし（はらおび），砂糖などの配給を受けることができた．

○母子手帳：1948年，子どもの健診や予防接種の記録が付け加えられた．乳幼児の発育のグラフなども入れられ，乳幼児期までの記録も行うようになった．

○母子健康手帳：1965年，母子保健法に基づき，母子健康手帳と改められた．その後，何回かの改正を加えながら，母子健康に関する情報や母子の健康を自分でチェックできるような項目も加えられていった（表2）．

表2 主な改正の経緯

1976年	母親の記入欄を増やし，子どもの成長発育過程に沿って具体的な設問を設けた 身体発育のグラフにパーセンタイル値を取り入れた
1987年	障害の早期発見のための質問や，精神発達・運動発達，親子関係に関する質問を加えた 歯科保健の記載欄を新たに設けた 今までにかかった主な病気欄を設け，学校保健への連携を考慮した 産後の母親の記録欄に精神状態をチェックする設問を設けた
1991年	育児のしおり，事故防止，乳幼児の栄養，出産・育児に関する働く女性のための法律などの情報を記載した
1998年	日光浴の言葉を削除した
2002年	保護者の不安をあおらないよう，離乳の状況や乳幼児身体発育曲線に幅をもたせた 乳幼児虐待の防止に配慮し，子育て支援のための記述の充実を図った 父親の育児参加を促進する記載を追加し，働く女性のための出産，育児に関する制度の解説を充実した
2008年	離乳の時期を「5か月頃」から，「5〜6か月頃」に遅らせ，果汁を飲ませることが削除された 1歳6か月頃の保護者の記録で「おやつ」を「間食（おやつ）」にした
2012年	先天性胆道閉鎖症の早期発見のための便色カードが入れられた

確認度 CHECK!

- ✓ 胎児の発育には様々な因子が影響するが，形態異常の発症は妊娠3か月までが最も多い．
- ✓ 出生後，胎盤を通じて母体より酸素化した血液を受けとる胎児循環から，肺で血液が酸素化される新生児循環に移行する．
- ✓ 母子保健は，周産期死亡率や乳児死亡率を下げる役割を果たし，子育て支援などの役割も期待されている．

第1章② 振り返りの問題

問1 次の文章のうち，正しいものには○，間違っているものには×をつけなさい．

① 妊娠高血圧症候群は，流産，早産，子宮内での発育不全の重大な病的因子の一つである．
② 胎児循環は，出生後，肺呼吸の開始とともに消失し，新生児循環に移行する．
③ 新生児は胸式呼吸である．
④ 通常新生児は頭囲より胸囲が大きい．
⑤ 母子健康手帳は，児童福祉法に基づき交付されている．

問2 次の文章のうち，（　　　）にあてはまる語句を入れなさい．

① 受精卵は発育して（　　　　）となり，器官が形成して（　　　　）になる．
② 流産とは，妊娠（　　　　）週未満の分娩のことをいう．
③ 正期産とは，妊娠（　　　　）～（　　　　）週未満の出産をいい，早産は（　　　　）週未満，過期産は（　　　　）週以後の出産をいう．
④ 陣痛が自然に発来し経腟分娩することを（　　　　）分娩，腹部切開で出産することを（　　　　）という．
⑤ 通常新生児の体重は（　　　　）g前後，身長は（　　　　）cm前後である．

答え：p.142 参照
パソコンやスマートフォンで「振り返りの問題」を解いてみよう！
●パソコン → http://www.shindan.co.jp/thm/2531/kh1-2/html5/index.html
●スマートフォン →

子どもの健康と保健
③ 現代社会における子どもの健康に関する現状と課題

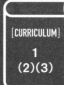

[CURRICULUM]
1
(2)(3)

現代の子どもの健康について考える場合，社会的背景の時代的変遷に伴う変化を統計数値から読み取り，課題を明らかにしていく必要があります．社会のなかで生きている子どもたちをどのように育てていくかは，未来の社会づくりの大きな役割ともいえます．

POINT!

● わが国の出生と子どもの死亡に関する統計から，子どもの健康に関する現状を知る．
● 子どもの健康に関する時代の推移を理解し，現代社会における現状と課題を考える．

1 母子保健の現状

　子どもの健康に関する現状を知るには，母子保健に関する様々な統計数値を評価する．地域におけるある期間内の人口の動きを人口動態といい，その統計は，保健，医療，福祉の地域における実態を示すものといわれている．

2 出生に関する統計

　わが国では，第二次世界大戦後の 1947 〜 1949 年頃に第一次ベビーブームがあり，そのとき出生した子が親となり，1971 〜 1974 年頃に第二次ベビーブームとなって出生数が上昇した．しかし，その後は減少が続いており，人口 1,000 に対する出生数である出生率は，近年は 1947 年の 1/4 となった．合計特殊出生率とは，1 人の女性が 15 〜 49 歳までに生む子どもの数の平均を表す．2019 年は 1.36 であり，欧米先進国と比較しても低い．人口維持のためには合計特殊出生率は 2.07 〜 2.08 である必要があるが，2008 年以降は人口が継続して減少している（図1[1]，図2[2〜4]，表1[3〜5]）．わが国では出生時の父母の年齢が高齢化していることも，出生率の低下につながっている（図3）[2,6]．

3 死亡に関する統計

　周産期死亡とは，妊娠 22 週以後の死産と生後 1 週未満の早期新生児死亡を合わせたもので，周産期死亡率とは（妊娠 22 週以後の死産数＋早期新生児死亡数）÷（出生数＋妊娠 22 週以後の死産数）× 1,000 で表される．死産とは，妊娠 12 週以後の死児の出産のことで，自然死産と人工死産に分けら

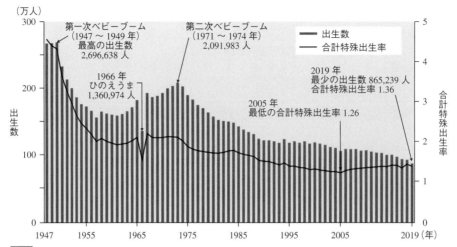

図1 出生数および合計特殊出生率の年次推移

(政策統括官付参事官付人口動態・保健社会統計室：令和元年(2019)人口動態統計(確定数)の概況. 厚生労働省, 2020：4-8(https://www.mhlw.go.jp/toukei/saikin/hw/jinkou/kakutei19/dl/15_all.pdf〔閲覧日：2021.5.21〕) より引用改変)

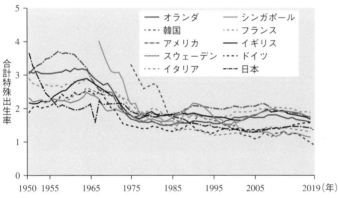

図2 合計特殊出生率の年次推移，諸外国との比較 (1950〜2019年)

(厚生労働省政策統括官：平成30年我が国の人口動態. 厚生労働省政策統括官, 2018：10-29(https://www.mhlw.go.jp/toukei/list/dl/81-1a2.pdf〔閲覧日：2021.5.22〕)／国立社会保障・人口問題研究所：主要先進国の合計特殊出生率. 人口統計資料集2021年版. (http://www.ipss.go.jp/syoushika/tohkei/Popular/P_Detail2021.asp?fname=T04-05.htm〔閲覧日：2021.5.22〕)／The World Bank: World Bank Open Data. (https://data.worldbank.org〔閲覧日：2021.5.22〕)より引用改変)

表1 合計特殊出生率の主な国・地域との比較

国・地域	年次	合計特殊出生率
日本	2019年	1.36
アメリカ合衆国	2018年	1.73
香港	2019年	1.05
韓国	2019年	0.92
フィリピン	2018年	2.58
シンガポール	2018年	1.14
台湾	2018年	1.06
タイ	2018年	1.53
フランス	2018年	1.88
ドイツ	2018年	1.57
イタリア	2018年	1.29
オランダ	2018年	1.59
スウェーデン	2018年	1.76
イギリス	2018年	1.68

(国立社会保障・人口問題研究所：主要先進国の合計特殊出生率. 人口統計資料集2021年版. (http://www.ipss.go.jp/syoushika/tohkei/Popular/P_Detail2021.asp?fname=T04-05.htm〔閲覧日：2021.5.22〕)／The World Bank: World Bank Open Data. (https://data.worldbank.org〔閲覧日：2021.5.22〕)／内閣府：令和2年版少子化社会対策白書. 2020；4 (https://www8.cao.go.jp/shoushi/shoushika/whitepaper/measures/w-2020/r02pdfgaiyoh/pdf/02gaiyoh.pdf〔閲覧日：2021.5.22〕)より引用改変)

れる.

　乳児死亡とは生後1年未満の死亡で，乳児死亡率とは出生1,000対の値で表す．わが国の周産期死亡，乳児死亡はともに第二次世界大戦後急速に低下し，国際的にも低い．これは，医療技術の進歩だけでなく，保健指導や生活環境の向上によるところが大きい(図4[2,7]，図5[2]，図6[2,7])．

　死因別では，乳児は1960年代までは肺炎が第1位で，次いで腸管感染症という感染症だったが，

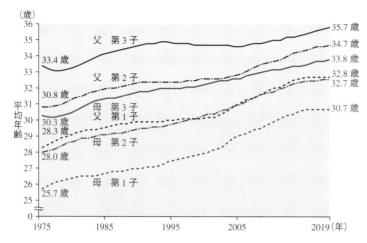

図3　**出生順位別にみた父母の平均年齢の年次推移（1975～2019年）**

（厚生労働省政策統括官：平成30年我が国の人口動態．厚生労働省政策統括官，2018；10-29（https://www.mhlw.go.jp/toukei/list/dl/81-1a2.pdf〔閲覧日：2021.5.22〕）／厚生労働省：人口動態調査2019．（https://www.e-stat.go.jp/stat-search/files?page=1&layout=datalist&toukei=00450011&tstat=000001028897&cycle=7&year=20190&month=0&tclass1=000001053058&tclass2=000001053061&tclass3=000001053064&result_back=1&tclass4val=0〔閲覧日：2021.5.22〕）より引用改変）

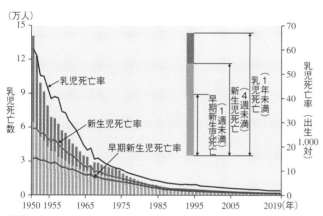

図4　**乳児死亡数および乳児死亡率の年次推移（1950～2019年）**

（厚生労働省政策統括官：平成30年我が国の人口動態．厚生労働省政策統括官，2018；10-29（https://www.mhlw.go.jp/toukei/list/dl/81-1a2.pdf〔閲覧日：2021.5.22〕）／厚生労働省：令和元年（2019）人口動態統計（確定数）の概況．2020（https://www.mhlw.go.jp/toukei/saikin/hw/jinkou/kakutei19/index.html〔閲覧日：2021.5.22〕）より引用改変）

図5　**死因別乳児死亡割合（2016年）**

先天奇形，変形および染色体異常 34.4％
その他 24.1％
乳児死亡 1,928人
肺炎 1.5％
心臓病 2.1％
不慮の事故 3.8％
乳幼児突然死症候群 5.7％
周産期に発生した病態 26.4％

（厚生労働省政策統括官：平成30年我が国の人口動態．厚生労働省政策統括官，2018；10-29（http://www.mhlw.go.jp/english/database/db-hw/dl/81-1a2en.pdf〔閲覧日：2018.4.26〕）より引用改変）

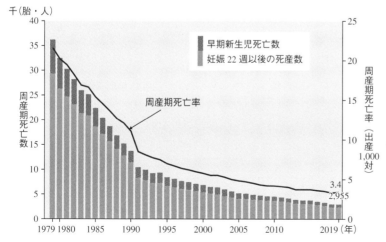

図6　**周産期死亡数および周産期死亡率の年次推移（1979～2019年）**

（厚生労働省政策統括官：平成30年我が国の人口動態．厚生労働省政策統括官，2018；10-29（https://www.mhlw.go.jp/toukei/list/dl/81-1a2.pdf〔閲覧日：2021.5.22〕）／厚生労働省：令和元年（2019）人口動態統計（確定数）の概況．2020（https://www.mhlw.go.jp/toukei/saikin/hw/jinkou/kakutei19/index.html〔閲覧日：2021.5.22〕）より引用改変）

表2 死因順位(第3位まで)別にみた年齢階級・死亡数・死亡率(人口10万対)・構成割合

	年齢階級	第1位 死因	死亡数	死亡率	割合(%)	第2位 死因	死亡数	死亡率	割合(%)	第3位 死因	死亡数	死亡率	割合(%)
2014年	0歳	先天奇形,変形および染色体異常	751	74.8	36.1	周産期に特異的な呼吸障害等	261	26.0	12.5	乳幼児突然死症候群	145	14.4	7.0
	1〜4歳	先天奇形,変形および染色体異常	146	3.5	18.2	不慮の事故	113	2.7	14.1	悪性新生物	88	2.1	11.0
	5〜9歳	悪性新生物	103	2.0	22.4	不慮の事故	102	1.9	22.2	先天奇形,変形および染色体異常	37	0.7	8.0
2015年	0歳	先天奇形,変形および染色体異常	715	71.1	37.3	周産期に特異的な呼吸障害等	248	24.7	12.9	乳幼児突然死症候群	96	9.5	5.0
	1〜4歳	先天奇形,変形および染色体異常	159	4.0	20.5	不慮の事故	109	2.7	14.0	悪性新生物	68	1.7	8.8
	5〜9歳	悪性新生物	100	1.9	22.1	不慮の事故	87	1.7	19.2	先天奇形,変形および染色体異常	33	0.6	7.3
2016年	0歳	先天奇形,変形および染色体異常	663	67.9	34.4	周産期に特異的な呼吸障害等	282	28.9	14.6	乳幼児突然死症候群	109	11.2	5.7
	1〜4歳	先天奇形,変形および染色体異常	150	3.8	21.7	不慮の事故	85	2.2	12.3	悪性新生物	59	1.5	8.6
	5〜9歳	悪性新生物	84	1.6	21.5	不慮の事故	68	1.3	17.4	先天奇形,変形および染色体異常	32	0.6	8.2
2017年	0歳	先天奇形,変形および染色体異常	637	67.3	36.2	周産期に特異的な呼吸障害等	235	24.8	13.3	不慮の事故	81	8.6	4.6
	1〜4歳	先天奇形,変形および染色体異常	177	4.6	25.5	不慮の事故	69	1.8	10.0	悪性新生物(腫瘍)	60	1.5	8.7
	5〜9歳	悪性新生物(腫瘍)	75	1.4	21.3	不慮の事故	61	1.2	17.3	先天奇形,変形および染色体異常	51	1.0	14.5
2018年	0歳	先天奇形,変形および染色体異常	617	67.2	35.3	周産期に特異的な呼吸障害等	263	28.6	15.0	不慮の事故	65	7.1	3.7
	1〜4歳	先天奇形,変形および染色体異常	151	3.9	23.4	不慮の事故	81	2.1	12.6	悪性新生物(腫瘍)	73	1.9	11.3
	5〜9歳	悪性新生物(腫瘍)	81	1.6	22.3	不慮の事故	75	1.5	20.7	先天奇形,変形および染色体異常	38	0.7	10.5
2019年	0歳	先天奇形,変形および染色体異常	579	66.9	35.0	周産期に特異的な呼吸障害等	237	27.4	14.3	不慮の事故	77	8.9	4.7
	1〜4歳	先天奇形,変形および染色体異常	141	3.7	21.2	不慮の事故	72	1.9	10.8	悪性新生物(腫瘍)	65	1.7	9.8
	5〜9歳	悪性新生物(腫瘍)	86	1.7	22.7	不慮の事故	57	1.1	15.0	先天奇形,変形および染色体異常	42	0.8	11.1

乳児(0歳)の死因については乳児死因簡単分類を使用している.死因順位は死亡数の多いものからとなっているが,同数の場合は,同一順位に死因名を列記し,次位を空欄とした.死因名は次のように省略した.心疾患←心疾患(高血圧性を除く),周産期に特異的な呼吸障害等←周産期に特異的な呼吸障害および心血管障害,胎児および新生児の出血性障害等←胎児および新生児の出血性障害および血液障害.構成割合は,それぞれの年齢階級別死亡数を100とした場合の割合である.
(政策統括官付参事官付人口動態・保健社会統計室:人口動態統計月報年計(概数)の概況.厚生労働省,2014〜2019より引用改変)

1980年代には第1位が先天奇形,第2位が周産期の合併症となった.2000年以降は,第3位が乳幼児突然死症候群となっている.1〜9歳は,2011年以前の第1位は不慮の事故(2009年を除く)だったが,2014年以降,1〜4歳は先天奇形,不慮の事故,悪性新生物,5〜9歳は悪性新生物,不慮の事故,先天奇形の順で,不慮の事故の順位が少し下がっている(**表2**)[8].

乳児では先天奇形や周産期死亡を減らすこと,幼児では悪性新生物や不慮の事故をさらに減らしていくことが今後の課題である.

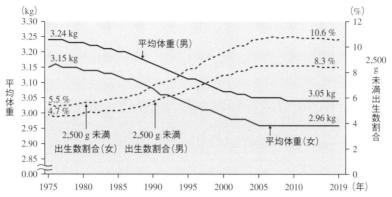

図7 性別にみた出生時平均体重および 2,500 g 未満出生数割合の年次推移（1975〜2019 年）
（厚生労働省政策統括官：平成 30 年我が国の人口動態．厚生労働省政策統括官，2018：10-29（https://www.mhlw.go.jp/toukei/list/dl/81-1a2.pdf〔閲覧日：2021.5.22〕）／厚生労働省：人口動態調査 2019．（https://www.e-stat.go.jp/stat-search/files?page=1&layout=datalist&toukei=00450011&tstat=000001028897&cycle=7&year=20190&month=0&tclass1=000001053058&tclass2=000001053061&tclass3=000001053064&result_back=1&tclass4val=0〔閲覧日：2021.5.22〕）より引用改変）

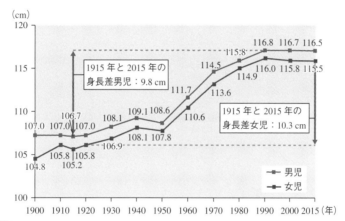

図8 約 100 年間の 6 歳児の平均身長推移（1900〜2015 年）
（総務省統計局，独立行政法人統計センター：年齢別平均身長・平均体重・平均座高の推移．統計で見る日本．（https://www.e-stat.go.jp/dbview?sid=0003147022〔閲覧日：2021.5.24〕）より引用改変）

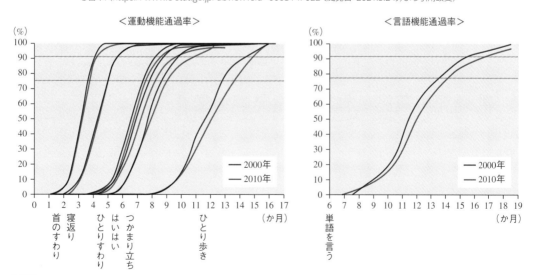

図9 乳幼児の運動機能通過率，言語機能通過率
（加藤則子，他：乳幼児身体発育調査・学校保健統計調査．保健医療科学，2014；63：17-26 より引用改変）

表3　運動種目別の経年変化

男子	握力 (kg)	上体起こし (回)	長座体前屈 (cm)	反復横跳び (点)	20 mシャトルラン(回)	50 m走 (秒)	立ち幅跳び (cm)	ソフトボール投げ(m)	体力合計点 (点)
2019年	16.37	19.80	33.24	41.74	50.32	9.42	151.47	21.60	53.61
2018年	16.54	19.94	33.31	42.10	52.15	9.37	152.26	22.14	54.21
2017年	16.51	19.92	33.16	41.95	52.23	9.37	151.73	22.52	54.16
2016年	16.47	19.67	32.88	41.97	51.88	9.38	151.42	22.41	53.93
2015年	16.45	19.58	33.05	41.60	51.64	9.37	151.27	22.51	53.81
2014年	16.55	19.56	32.87	41.61	51.67	9.38	151.71	22.89	53.91
2013年	16.64	19.54	32.73	41.42	51.40	9.38	152.09	23.18	53.87
2012年	16.71	19.44	32.59	41.59	51.60	9.36	152.36	23.77	54.07
女子									
2019年	16.09	18.95	37.62	40.14	40.80	9.63	145.70	13.59	55.59
2018年	16.14	18.96	37.63	40.32	41.89	9.60	145.97	13.76	55.90
2017年	16.12	18.80	37.44	40.06	41.62	9.60	145.49	13.93	55.72
2016年	16.13	18.60	37.22	40.06	41.29	9.61	145.34	13.87	55.54
2015年	16.05	18.41	37.45	39.56	40.70	9.62	144.80	13.76	55.19
2014年	16.09	18.26	37.22	39.37	40.30	9.63	144.79	13.89	55.01
2013年	16.14	18.06	36.89	39.07	39.67	9.64	144.59	13.92	54.71
2012年	16.23	17.93	36.70	39.24	39.95	9.63	144.94	14.21	54.87

最高値は色文字，最低値は………で示す．50 m走は値が小さいほど記録がすぐれている．
（スポーツ庁：令和元年度全国体力・運動能力，運動習慣等調査報告書．2019(https://www.mext.go.jp/sports/b_menu/toukei/kodomo/zencyo/1411922_00001.html〔閲覧日：2021.5.24〕)より引用改変）

4　子どもの発育の変化

　出生時の平均体重は，1975 年から 2005 年まで男女ともに減少傾向が続いていたが，最近は横ばいになっている．低出生体重児(2,500 g 未満の出生児)の割合は男女とも上昇傾向にあったが，2005 年以降はおおむね横ばいとなっている(図 7)[2,6]．

　出生後の子どもの体格は，1900 年からの 100 年間の変化では，食生活の向上などにより著しく向上し，身長，体重，胸囲いずれも増加したが，2000 年以降はほとんど変化していない(図 8)[9]．

5　乳幼児の運動・言語機能発達の変化

　乳幼児の運動・言語機能において，通過率(ある機能について，それが可能となった乳幼児の割合)が 90% 以上となった時期を 2000 年と 2010 年とで比較すると，首のすわりと寝返りを除いて全体的にやや遅くなっている．この原因は不明であるが，子どもの生育環境と何らかの関連があるのかもしれない(図 9)[10]．

6　子どもの体力・運動能力の変化

　文部科学省の「体力・運動能力調査」によると，反復横跳び，背筋力などの体力診断テストおよび 50 m 走，立ち幅跳び，ボール投げなどの運動能力テストの結果をみると，1964 年以降 1975 年頃に

かけては向上傾向が顕著であるが，1975年頃から1985年頃までは停滞傾向にあり，その後2000年まで低下傾向が続いている．このうち立ち幅跳び，ボール投げ以外については，回復のきざしがみられる．また，運動を日常的に行っている者の体力・運動能力は，運動を行っていない者を上まわっている（**表3**）[11]．

さらに深める！　**子どもの健康に関する海外との比較**

　全世界の5歳未満の子どもの死亡率は，1950年には28%あったものが様々な努力により1990年に9.3%，2016年には4.1%に低下したが，日本の0.3%にはまだ届かない．また，地域的な偏りがあり，いまだ10%以上の国もある[12]．

　乳幼児の死亡率が高い国の死亡原因としては，肺炎，下痢，マラリアが三大原因で，栄養状態や衛生状態，医療環境などが関わっている．わが国のかつて乳幼児死亡率が高かった時期の原因とも重なり，日本が改善してきた経験を支援として活かすことが期待される．

　乳幼児死亡率の減少の一方，先進国では出生率の減少が認められているが，子育てにおける様々な支援の充実を行うことで，合計特殊出生率の上昇を目指している．今後，わが国の人口問題も，社会福祉政策の在り方とも関連して考えていく必要があるだろう．

|文献|

1) 政策統括官付参事官付人口動態・保健社会統計室：令和元年(2019)人口動態統計(確定数)の概況. 厚生労働省, 2020；4-8(https://www.mhlw.go.jp/toukei/saikin/hw/jinkou/kakutei19/dl/15_all.pdf〔閲覧日：2021.5.21〕)

2) 厚生労働省政策統括官：平成30年我が国の人口動態. 厚生労働省政策統括官, 2018；10-29(https://www.mhlw.go.jp/toukei/list/dl/81-1a2.pdf〔閲覧日：2021.5.22〕)

3) 国立社会保障・人口問題研究所：主要先進国の合計特殊出生率. 人口統計資料集2021年版.(http://www.ipss.go.jp/syoushika/tohkei/Popular/P_Detail2021.asp?fname=T04-05.htm〔閲覧日：2021.5.22〕)

4) The World Bank: World Bank Open Data.(https://data.worldbank.org〔閲覧日：2021.5.22〕)

5) 内閣府：令和2年版少子化社会対策白書. 2020；4(https://www8.cao.go.jp/shoushi/shoushika/whitepaper/measures/w-2020/r02pdfgaiyoh/pdf/02gaiyoh.pdf〔閲覧日：2021.5.22〕)

6) 厚生労働省：人口動態調査2019.(https://www.e-stat.go.jp/stat-search/files?page=1&layout=datalist&toukei=00450011&tstat=000001028897&cycle=7&year=20190&month=0&tclass1=000001053058&tclass2=000001053061&tclass3=000001053064&result_back=1&tclass4val=0〔閲覧日：2021.5.22〕)

7) 厚生労働省：令和元年(2019)人口動態統計(確定数)の概況. 2020(https://www.mhlw.go.jp/toukei/saikin/hw/jinkou/kakutei19/index.html〔閲覧日：2021.5.22〕)

8) 政策統括官付参事官付人口動態・保健社会統計室：人口動態統計月報年計(概数)の概況. 厚生労働省, 2014〜2019

9) 総務省統計局, 独立行政法人統計センター：年齢別平均身長・平均体重・平均座高の推移. 統計でみる日本.(https://www.e-stat.go.jp/dbview?sid=0003147022〔閲覧日：2019.5.24〕)

10) 加藤則子, 他：乳幼児身体発育調査・学校保健統計調査. 保健医療科学, 2014；63：17-26

11) スポーツ庁：令和元年度全国体力・運動能力、運動習慣等調査報告書. 2019(https://www.mext.go.jp/sports/b_menu/toukei/kodomo/zencyo/1411922_00001.html〔閲覧日：2021.5.24〕)

12) unisef：世界子供白書2017 デジタル時代の子どもたち. 2017；147-149(https://www.unicef.or.jp/sowc/pdf/UNICEF_SOWC_2017.pdf〔閲覧日：2021.5.24〕)

確認度 CHECK!

✔ わが国の子どもの健康は，医療技術の進歩だけでなく，保健指導や生活環境の向上により時代とともに改善して，乳児死亡率も減少した．しかし，出生率が減少したため人口減少となっている．

✔ 子どもの体格は向上したが，体力・運動能力は低下傾向が続いている．

第1章③ 振り返りの問題

| 問 | 次の文章のうち，正しいものには〇，間違っているものには×をつけなさい.

① 合計特殊出生率とは，1人の女性が生涯に何人の子どもを産んだかの数値である.

② 周産期死亡とは，妊娠22週以後の死産と生後1週未満の早期新生児死亡を合わせたものである.

③ 乳児死亡率とは，生後7日未満の死亡数を出生数で割り1,000をかけたものである.

④ 合計特殊出生率が2.07を下回ると，長期的には人口が減少する.

⑤ 出生体重の平均値は，年々増加している.

⑥ わが国の第一次ベビーブームは第二次世界大戦前の1936〜1938年頃である.

⑦ 死産とは，妊娠12週以後の死児の出産のことをいう.

⑧ わが国の周産期死亡，乳児死亡は第二次世界大戦後に急速に低下したが，これは医療技術の進歩によるものである.

⑨ 低出生体重児とは，2,500g未満の出生児のことをいう.

⑩ 出生後の子どもの身長，体重，胸囲などの体格は，1900年から今日まで，常に増加し続けている.

⑪ 首のすわりやつかまり立ち，発語など，乳幼児の運動・言語機能の通過率を2000年と2010年とで比較した場合，全体的に遅くなっている.

⑫ 5歳未満の子どもの死亡率が10%以上の国での死亡三大原因は，栄養不足，下痢，マラリアである.

答え：p.142参照
パソコンやスマートフォンで「振り返りの問題」を解いてみよう！
● パソコン → http://www.shindan.co.jp/thm/2531/kh1-3/html5/index.html

● スマートフォン →

子どもの発育・発達と保健
① 子どもの身体発育と運動機能の発達

[CURRICULUM]
2(1)

子どもの成長は，保護者にとって大きな喜びですが，母乳や食事の量は足りているか，何か病気はないかなど，常に不安があるものです．子どもの保育においては，乳児では毎月，幼児では数か月おきに体重と身長を測定します．この測定した数値を記録するだけでなく，その正しい評価方法を知っておくことは，子どもの健康状態を把握しておくために大切なことです．また，発育とともに，運動機能の発達も保護者の大きな関心事です．発達には個人差がありますが，運動機能に問題が出てくるかどうかをどの時点で判断するかも知っておく必要があります．

POINT!
- 子どもの正しい身体計測の仕方を知る．
- わが国の子どもの身体発育の標準と評価の仕方について知る．
- 子どもの身体発育や発達に影響するものを理解する．

1 子どもの発育と発達

子どもが形態的に大きくなっていくことを発育または成長といい，機能的に成熟していくことを発達という．発育には発達の意味を含むこともあるため，本書では**身体発育**とする．

2 乳幼児の身体計測の仕方

1）体重

乳児では授乳の前に，幼児では食事の前に，できるだけ機嫌のよいときに測定する．乳児は衣服を脱がせるか，体重計で測定したのちに，着衣やオムツの重さを差し引く．幼児は下着だけにして測定する．測定前は体重計が0位となっているかを確かめる．体重計は，乳児では10 g単位まで，幼児では100 g単位まで測定できるものがよい．

2）身長

頭頂部から足底まで，2歳未満では**仰臥位**(仰向け)で，2歳以上は**立位**で測定する．2歳未満では水平身長計を用いて2人で測定し，1人は両眼と両耳を結んだ平面(**耳眼面**)が台板と垂直になるように頭部を固定板につけ，もう1人は下肢を伸展させ，足底と台板が垂直になるように移動板を足底につけて，mm単位まで測定する(**図1**)．2歳以上では垂直身長計で，靴下を脱ぎ，足先を30度く

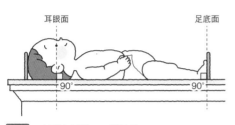

図1 水平身長計での測定法

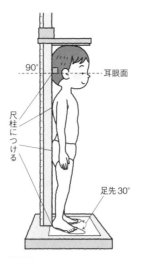

図2 垂直身長計での測定法

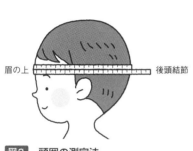

図3 頭囲の測定法

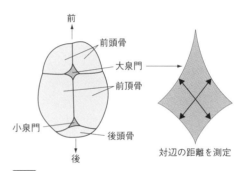

図4 大泉門の測定法

らいに開き，後頭部，背中，臀部，かかとをしっかり身長計につけ，前方を見るようにして，頭頂部に移動板をつけて測定する（図2）．

3）頭囲

巻尺で，前方は眉の上，後方は後頭結節（後頭部で最も出ている所）を通って，mm単位まで測定する（図3）．乳児の頭蓋骨はまだ一つにつながっておらず，前方の骨のすき間を大泉門といい，後方の骨のすき間を小泉門という．大泉門の大きさは，四角形の対辺の距離を測定する（図4）．

4）胸囲

着衣を脱ぎ，巻尺で乳頭点を通り，両手を下ろした状態で測定する．

3 標準的な子どもの身体発育

1）体重の変化

1. 新生児の体重の変化

標準的な新生児は，3,000 g前後で出生する．出生後，哺乳量が増えるまでの2〜4日，体重が10%近く減る生理的体重減少があるが，生後約1週間で出生時の体重に戻る．哺乳が十分できるようになると，体重は1日あたり30 g以上増加する（図5）．

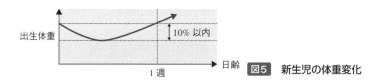

図5　新生児の体重変化

表1　体重増加の倍数

年齢	出生時	3か月	1歳	2歳半	3歳半	5歳半	6歳半	7歳	8歳	9歳
体重(kg)	3	6	9	12	15	18	21	24	27	30
出生体重の倍数	1	2	3	4	5	6	7	8	9	10

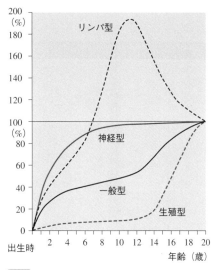

図6　Scammon の器官別発育曲線
(JA Harris, et al.（eds）：The measurement of the body in childhood. University of Minnesota Press, 1930 より引用改変)

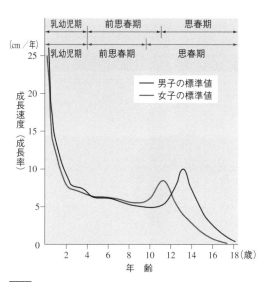

図7　身長の成長速度
(羽二生邦彦：成長障害の診察室からよくわかる低身長の診察ガイド. 医学図書出版, 2016；29 より引用改変)

2. 乳幼児の体重の変化

　通常は生後3〜4か月で出生体重の2倍となり，生後1年で約3倍となる．その後は発育曲線で評価する．表1に示すように，倍数で大体の体重増加を覚えておくと便利である．

2）身長の変化

　生後1年で出生時身長の約1.5倍の75 cmとなり，4歳で約2倍の100 cm（1 m）となる．

3）頭囲の変化

　頭囲は，出生後3か月くらいで少しずつ胸囲より小さくなる．男児のほうが女児よりやや大きい．男児は4歳，女児は5歳頃で50 cmとなる．大泉門は生後1か月では約2 cmあり，通常は生後1歳半頃までに閉鎖する．

4）胸囲の変化

　胸囲は，出生後3か月くらいで少しずつ頭囲より大きくなり，3歳で約50 cmとなる．

5）身体発育の経過

　発育の経過は器官によって異なる．Scammon（スキャモン）による器官別発育曲線（図6）[1]では，神経系の量的発育は乳幼児期に最も進んで完成する．身長や体重などの一般的発育は乳児期に最も増加し，思春期

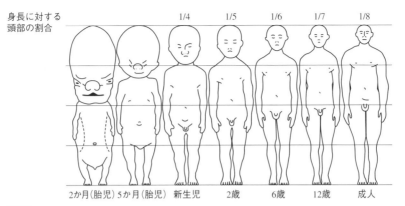

図8 年齢別頭部と体部の比率

身長に対する頭部の割合

1/4　1/5　1/6　1/7　1/8

2か月(胎児)　5か月(胎児)　新生児　2歳　6歳　12歳　成人

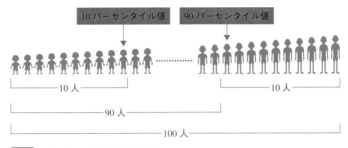

10パーセンタイル値　90パーセンタイル値

10人　10人

90人

100人

図9 パーセンタイル値の説明

に第二の成長期がある．男子より女子のほうが第二次成長期の開始は早い（**図7**）[2]．リンパ系の発育は思春期前に最も発育し，その後減少していく．生殖系の発育が最も遅く，思春期以後に発育し，この時期を第二次性徴という．

6)体型の年齢的変化

　身長に対する頭部の割合を頭身で示すと，新生児は4頭身，2歳で5頭身，6歳で6頭身，12歳で7頭身を経て，成人の8頭身となる（**図8**）．

4 発育の評価の仕方

1)パーセンタイル発育(成長)曲線

　6歳までの発育（成長）曲線は，パーセンタイル曲線で示されることが多い．パーセンタイル値は，計測値の全体を100％としたとき，小さいほうから数えて何パーセントかを示す値で，50パーセンタイル値は中央値である（**図9**）．10〜90パーセンタイル値に全体の8割が入るが，3パーセンタイル値未満，97パーセンタイル値を超えるときは，発育の偏りとして病的な原因がないか検討し，経過観察する．

　乳幼児の身体発育調査は厚生労働省が10年ごとに行っており，母子健康手帳には最も新しい2010年の調査結果が掲載されている（**図10**）[3]．幼児の発育（成長）曲線で，2歳のところのグラフがつながっていないのは，2歳未満では水平身長で計測し，2歳以上では垂直身長で計測するからである．

2)就学後の発育(成長)曲線

　日本人の体格は2000年にほぼ成熟したと考えられ，長期的な体格の評価のために，厚生労働省が

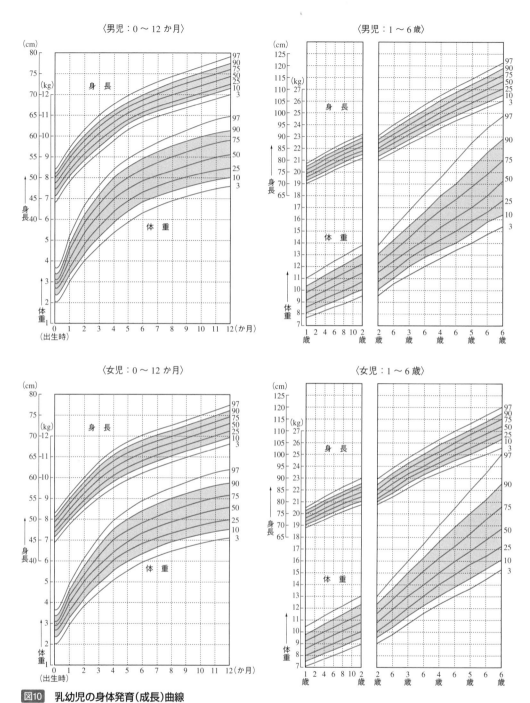

図10 乳幼児の身体発育(成長)曲線

(厚生労働省：平成 22 年乳幼児身体発育調査報告書(概要). 2010(http://www.mhlw.go.jp/stf/shingi/2r9852000001tmct-att/2r9852000001tmea.pdf 〔閲覧日：2021.5.26〕)より引用改変)

2000 年に行った学校統計調査を基にした発育(成長)曲線で評価している. 0〜17 歳まで連続した発育(成長)曲線は SD 曲線(**図 11**)[4, 5]とパーセンタイル曲線(**図 12**)[6]の 2 通りがある. SD 曲線は標準偏差を用いる曲線となっており, −2SD 未満か+2SD を超えるときに発育の偏りがあると判断する. 6 歳以降の発育(成長)曲線は, この SD 曲線で評価することが多い.

3)発育指数

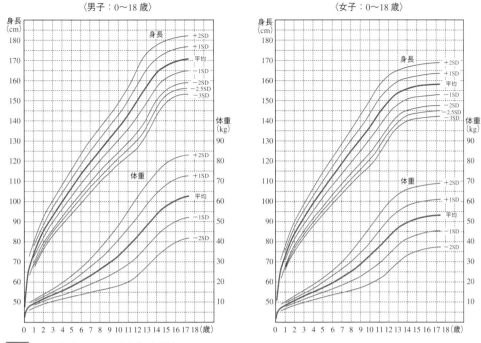

図11　SD 曲線による発育(成長)曲線

(厚生労働省：平成 12 年乳幼児身体発育調査報告書. 2001(http://www.mhlw.go.jp/houdou/0110/h1024-4c.html#zu1-8〔閲覧日：2021.5.26〕)／文部科学省：学校保健統計調査―平成 12 年度結果の概要. 2000(http://www.mext.go.jp/b_menu/toukei/001/h12/002.htm〔閲覧日：2021.5.26〕)より引用改変)

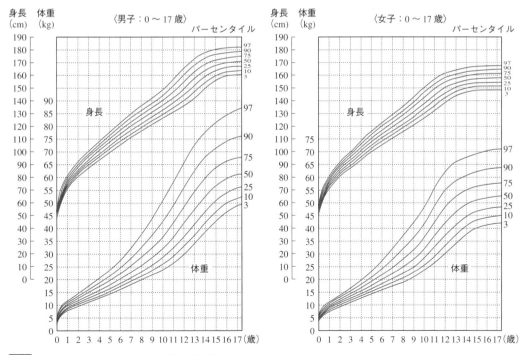

図12　パーセンタイルによる発育(成長)曲線

(厚生労働省雇用均等・児童家庭局：「食を通じた子どもの健全育成(―いわゆる「食育」の視点から―)のあり方に関する検討会」報告書.
厚生労働省，2004：70-71(http://www.mhlw.go.jp/shingi/2004/02/dl/s0219-4a.pdf〔閲覧日：2021.5.26〕)より引用改変)

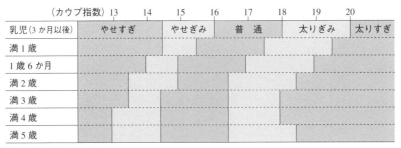

図13 カウプ指数による発育状況の判定
（今村榮一：子どもの保健改訂第7版追補．診断と治療社，2018；31 より引用改変）

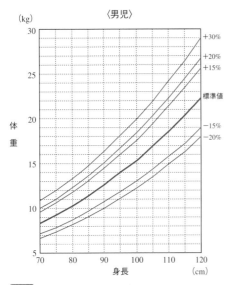
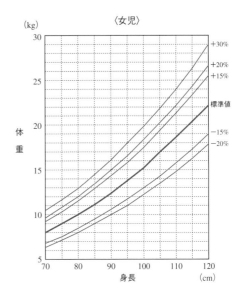

図14 幼児の肥満度判定曲線
（厚生労働省：平成22年乳幼児身体発育調査報告書（概要）．2010（http://www.mhlw.go.jp/stf/shingi/2r9852000001tmct-att/2r9852000001tmea.pdf〔閲覧日：2021.5.26〕）より引用改変）

　乳幼児期に体重と身長から栄養状態を知るのに便利な指標として，**カウプ指数**がある．これは，測定値の単位によって計算式が異なり，**体重(g)／(身長(cm))^2×10** または**体重(kg)／(身長(m))^2** で計算する．**体重(kg)／(身長(m))^2** の場合は成人の BMI と同じで，やせか肥満かを判断できるが，年齢によって正常値が異なる（**図13**）[7]．

4）身長体重曲線

　幼児では，厚生労働省が公表している身長体重曲線によって，肥満度を判断する方法もある．身長が120cmまでの幼児の身長と体重をグラフに書き入れて発育状況を判定する（**図14**）[3]．

5 身体発育に影響を与える因子

1）遺伝

　両親からの遺伝が身体発育に影響する．人種差や男女差があり，染色体の異常によっては身体発育に影響する．

2）栄養

　乳児期には，哺乳量が体重増加に影響する．その後の栄養摂取量が不良のときは発育が悪くなり，

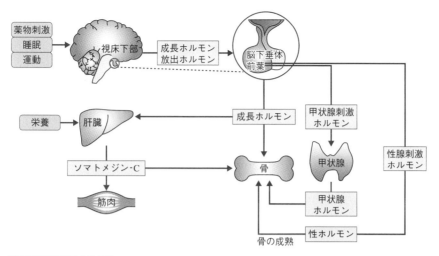

図15　発育に関係するホルモン
（位田忍（監）：How Kids Grow 成長のしくみと成長ホルモン．メルクセローノ，2008：4 を元に作図）

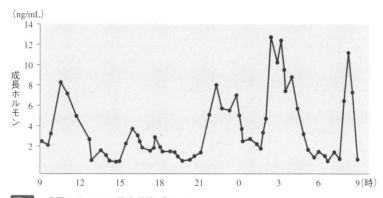

図16　成長ホルモンの日内分泌パターン
（Hindmarsh PC, et al.：Growth hormone secretion in children determined by time series analysis. Clin Endocrinol 1988；29(1)：35-44 より引用改変）

過剰のときには肥満となる．いずれの場合も栄養指導が必要である．

3）発育に関係するホルモン（図 15）[8]

　脳下垂体より分泌する**成長ホルモン**が骨の成長を促し，身長が伸びていく．また**甲状腺**ホルモンも骨の成長に影響する．身長が標準範囲より低いときには，成長ホルモンや甲状腺ホルモンの分泌が十分でないことがある．思春期になって**性**ホルモンが分泌すると，第二次成長期となって身長が急に伸びるが，しばらくすると身長の伸びが止まる．思春期が早すぎると最終身長が低くなることがある．

　成長ホルモンは食事や運動の後にも分泌されるが，最も分泌されるのは夜間である．寝る子どもはよく育つということは，成長ホルモンの分泌からも正しいといえるだろう（図 16）[9]．

4）健康状態

　栄養状態によっては病気を引き起こしやすくなり，慢性的な病気は身体発育に影響する．身体発育が順調であるかどうかを定期的に計測することは，健康状態を評価するためにも役立つ．

5）家庭環境

　家庭の経済状況，食生活や運動などの生活環境も，身体発育に影響する．虐待がある場合は，体重だけでなく身長も増加しなくなる．

6 子どもの運動機能の発達

1）新生児の原始反射

　刺激に反応して起こる新生児特有の反射を，**原始反射**という．子どもは生後3か月くらいまでは自分の意思で体を動かすことができず，生命の維持に必要な哺乳行動や，危険時に親にしがみつく反応などが原始反射としてみられる．成長して自律的に動けるようになるためには原始反射が消失しなければならず，通常の子どもは生後3か月くらいになると認められなくなる．

探索反射　：口唇や口角を刺激すると刺激の方向に口と頭を向ける

吸啜反射　：口の中に指や乳首を入れると吸い付く

モロー反射：頭を急に落としたり，大きな音で驚かすと，両上下肢を開いて抱きつくような動作をする

把握反射　：手のひらや足の裏を指で押すと握るような動作をする

自動歩行　：新生児の脇の下を支えて足底を台につけると，下肢を交互に曲げ伸ばして歩行しているような動作をする

 さらに深める！

染色体異常児の発育

　染色体異常などの先天性の病気がある場合は，通常の発育（成長）曲線とは異なる曲線を描く．21番目の染色体が1本多いダウン症児は，身長は通常より−2SDほど低く，第二次成長期の伸びが少なく最終的には−3SDほどになる．ダウン症児の場合，甲状腺ホルモン分泌低下などで低身長になることもあるため，図17[10]の発育（成長）曲線を参考とする．

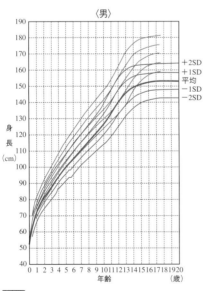

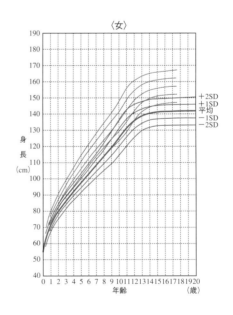

図17　ダウン症の発育（成長）曲線
（立花克彦：ダウン症候群の成長曲線．藤枝憲二（編）：成長曲線は語る．診断と治療社，2005；35-36より引用改変）

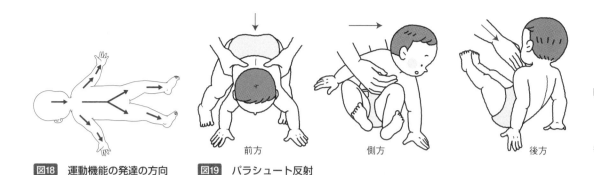

図18 運動機能の発達の方向　　**図19** パラシュート反射

緊張性頸反射：仰臥位(仰向け)で頭を一方に向けると，向けた側の上下肢は伸展し，反対側の上下肢は屈曲する

2)運動機能の発達の一般的原則

運動機能の発達には個人差があるが，一定の方向性，一定の順序があり，連続性がある(**図18**)．

　①頭部から足部へ
　②身体の中心から末梢へ
　③粗大運動から微細運動へ
　④発達は，目的にあった動きをするように進む
　⑤発達は，異なる部位の発達と協調関係を保ちながら進む

3)粗大運動＊の発達

1. 首のすわり

上半身の筋肉群の発達によって胸部を支え，前後左右に傾けても頭部が垂直に保持できる状態で，通常生後3〜4か月までには可能となる．乳幼児健診では仰向けから両手をもって起こし，首がついてくるかどうかをみる引き起こし反応で判断したり，縦抱きで頭が真っすぐ垂直に保てるかなどで判断する．

2. 寝返り

仰向けから腹臥位(うつぶせ)となることが，生後5〜6か月までにできるようになることが多い．肥満のときには遅れることがある．

3. おすわり

両手をつかないで1分以上座れるようになることを「おすわり」という．乳児を抱えて上体を倒したときに，瞬間的に両手を出して上半身を支えようとするパラシュート反射(**図19**)が出るようになると，おすわりもできるようになる．おすわりは8〜9か月頃までにできるようになることが多く，視野が広がり，手で遊ぶことが多くなり，おんぶも可能となる．

4. はいはい

はいはいの仕方は個人差がある．両腕で体を支えるずりばいから，四つばいの高ばいになることが多いが，座ったままで進むシャフリングベビーや，はいはいせずにつかまり立ちをするなど，様々である．

5. つかまり立ち

四つばいができるようになると，物につかまって立ち上がることができるようになる．つかまり立

＊：粗大運動
四肢や胴体の筋肉の協調を必要とする，姿勢や移動などに関する全身を用いた動きのこと．

ちができるようになると，立位で体を傾けたときに，足を交差させて転倒するのを防ぐ動作であるホッピング反応が認められる．

6. つたい歩き

つかまり立ちがしっかりできるようになると，手を持つと歩くようになり，手で何かにつかまっていれば移動できるつたい歩きができるようになる．次第に手を離して立つひとり立ちをするようになるため，転倒事故には気をつける．

7. ひとり歩き

ひとり歩きは，立位の姿勢をとるために，平衡感覚と交互運動が必要である．歩きはじめは両手を斜め上に上げてバランスをとるハイガード，次第に両手を横にしてトコトコ歩くミドルガード，歩き方が安定すると両手が下がるローガードとなる．通常1歳3か月〜1歳5か月までにひとり歩きができるようになる．

8. 階段の上り下り

ひとり歩きがしっかりできるようになり，走れるようになると，階段を1段ずつ両足を揃えて上れるようになる．4歳頃には，交互に足を出し階段を下りることができるようになる．

4) 微細運動*の発達

微細運動の発達には，協調運動の発達と原始反射の消失が関係する．把握反射が3か月頃に消失

 さらに深める！

低出生体重児の発育

低出生体重児は，体重が少ないほど合併症を伴うこともあり，その後もなかなか体重増加せず，通常児の体重に追いつくまで時間がかかることが多い（**図20**）[11]．身長についても，通常児より低くなることもある．

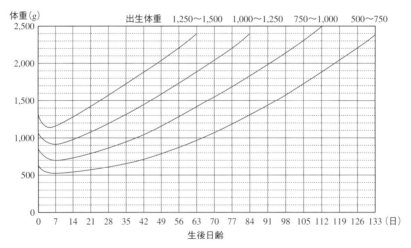

図20 **出生体重によるその後の体重増加**
（厚生省：厚生省心身障害研究班研究報告書．ハイリスク児の総合的ケアシステムに関する研究報告書．2003より引用改変）

＊：微細運動
手や指を使う，何かを操作するような細かな動きのこと．

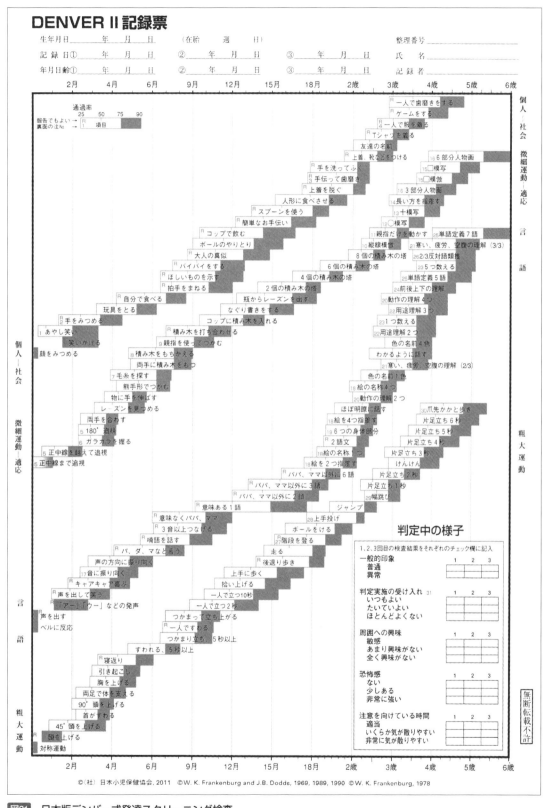

図21 日本版デンバー式発達スクリーニング検査

（WK Frankenburg（著），公益社団法人日本小児保健協会（編）：DENVERII 記録票．日本小児医事出版社，2016 より）

すると，自発的に物をつかめるようになる．1歳を過ぎると親指を使って物をつかめるようになり，積み木を積めるようになる．3歳になると円を真似て描けるようになり，ハサミで紙を切ることもできるようになる．

5）発達の評価

発達を評価する検査法にはいくつかある．乳幼児の発達を客観的に明らかにするために世界的に利用されてきたものとして，1967年に出版されたデンバー式発達スクリーニング検査（Developmental-Screening Test：DDST）がある（図21）[12]．この検査は，乳幼児の発達について「個人 ― 社会」「微細運動 ― 適応」「言語」「粗大運動」の4領域，104項目から全体的にとらえ，評価する．

|文献|

1）JA Harris, et al.（eds）: The measurement of the body in childhood. University of Minnesota Press, 1930
2）羽二生邦彦：成長障害の診察室からよくわかる低身長の診察ガイド．医学図書出版，2016；29
3）厚生労働省：平成22年乳幼児身体発育調査報告書（概要）．2010（http://www.mhlw.go.jp/stf/shingi/2r9852000 001tmct-att/2r9852000001tmea.pdf〔閲覧日：2021.5.26〕）
4）厚生労働省：平成12年乳幼児身体発育調査報告書．2001（http://www.mhlw.go.jp/houdou/0110/h1024-4c.html #zu1-8〔閲覧日：2021.5.26〕）
5）文部科学省：学校保健統計調査―平成12年度結果の概要．2000（http://www.mext.go.jp/b_menu/toukei/001/h12/002.htm〔閲覧日：2021.5.26〕）
6）厚生労働省雇用均等・児童家庭局：「食を通じた子どもの健全育成（―いわゆる「食育」の視点から―）のあり方に関する検討会」報告書．厚生労働省，2004；70-71（http://www.mhlw.go.jp/shingi/2004/02/dl/s0219-4a.pdf〔閲覧日：2021.5.26〕）
7）今村栄一：子どもの保健 改訂第7版追補．診断と治療社，2018；31
8）位田忍（監）：How Kids Grow 成長のしくみと成長ホルモン．メルクセローノ，2008；4
9）Hindmarsh PC, et al.：Growth hormone secretion in children determined by time series analysis. Clin Endocrinol 1988；29（1）：35-44
10）立花克彦：ダウン症候群の成長曲線．藤枝憲二（編）：成長曲線は語る．診断と治療社，2005；35-36
11）厚生省：厚生省心身障害研究班研究報告書．ハイリスク児の総合的ケアシステムに関する研究報告書．2003
12）WK Frankenburg（著），公益社団法人日本小児保健協会（編）：DENVERII記録表．日本小児医事出版社，2009

確認度
CHECK!

✓ 2歳未満の身体計測は，成人とは測定方法が異なる．

✓ 乳幼児の身体発育の評価には，発育（成長）曲線や発育指数によるものなどがある．

✓ 身体発育が標準範囲から外れたときには，その原因を考える．

✓ 運動機能の発達には個人差があるが，一定の方向性と順序，連続性がある．

第2章① 振り返りの問題

問1 次の文章のうち，正しいものには○，間違っているものには×をつけなさい．

① 一般的に，身長や体重が最も増加するのは思春期で，次いで乳児期である．

② 頭囲は，乳幼児の前頭部と後頭部の一番突出しているところを通る周径を，巻尺で測定する．

③ 身長，体重などの身体計測値の統計的分布で10パーセンタイル値とは，100名のうち大きいほうから10番目の値をさす．

④ 仰臥位とは仰向けのこと，腹臥位とはうつぶせのことである．

⑤ 成長ホルモンは食事や運動の後に分泌される他，最も分泌されるのは昼間である．

問2 次の文章の（　　）に適当な語句を入れなさい．

① 体重は生後3～4か月で出生時の約（　　　　）倍，1年で約（　　　　）倍となる．

② 身長は生後1年で約（　　　　）倍となる．身長が出生時の約2倍になるのは（　　　　）歳頃である．

③ 乳児期は頭蓋骨が一つにつながっておらず，前方の骨のすき間を（　　　　），後方のすき間を（　　　　）という．

④ 2歳未満の身長は（　　　　）で測定し，（　　　　）を固定板につける．

⑤ パーセンタイル発育（成長）曲線で，（　　　　）パーセンタイル値未満，（　　　　）パーセンタイル値超えのときに，発育の偏りがあると判断する．

⑥ SD曲線で，－（　　　　）SD未満か，＋（　　　　）SDを超えるときに，発育の偏りがあると判断する．

⑦ 乳幼児期の体重と身長から栄養状態の程度を表す便利な指数に，（　　　　）指数がある．

⑧ 通常，原始反射は生後（　　　　）か月くらいになると認められなくなる．

⑨ 通常，生後（　　　　）～（　　　　）か月までに首がすわる．

⑩ 四肢や胴体など全身を使った動きのことを（　　　　）運動，主に手や指を動かす動きのことを（　　　　）運動という．

答え：p.142参照

パソコンやスマートフォンで「振り返りの問題」を解いてみよう！

●パソコン → http://www.shindan.co.jp/thm/2531/kh2-1/html5/index.html

●スマートフォン →

第2章 子どもの発育・発達と保健
② 生理機能の発達と生活習慣

[CURRICULUM]
2(2)

子どもの身体は，形態は成人と同じでも，その機能には，成人とは違った特徴があります．身体の発育や発達だけでなく，内部の臓器の機能はどのようにして発達していくかなど，生理機能の発達の理解が，子どもの健康状態を把握するためには欠かせません．また，子どもの生活習慣は，この生理機能の発達に合わせて身につけていく必要があります．

POINT!
● 子どもと成人の生理機能の違いを理解する．
● 子どもの生理機能の評価の仕方を理解する．
● 生理機能の発達に応じた生活習慣を理解する．

1 体温調節の発達

1）子どもと成人の体温の比較
　子どもは，成人と比べ体重当たりの体表面積が広いため，**環境温度に左右されやすい**．新生児は低体温になりやすいため保温が大切であるが，着せすぎによるうつ熱で体温が上昇することもある．年齢が上がるにつれ環境温度には対応できるようになるが，基本的に成人より体温は高い．

2）体温に影響する因子
　子どもの体温は個人差があるが，一般には日内変動（にちないへんどう）があり，朝から夕方にかけて高くなる．また，食後や運動後も高くなる（**表1**）[1]．幼少ほど環境温度に影響を受けるため，室温に応じた服装が大切である．子どもは体重当たりの体表面積が広いことによる**不感蒸泄**（ふかんじょうせつ）（発汗以外の皮膚や呼気からの水分喪失）が多く，脱水によって体温が高くなることもある．また，感染症や熱中症によっても体温が上昇することがあるため，子どもの体温変化は体調変化の指標（しひょう）ともいえる．

2 呼吸系の発達

1）呼吸の型
　呼吸には，胸郭筋（きょうかくきん）による**胸式呼吸**（きょうしき）と横隔膜（おうかくまく）による**腹式呼吸**（ふくしき）の2種類がある．乳児では肋骨（ろっこつ）が水平方向に走っているため腹式呼吸が主であり，胸式呼吸が加わるようになるのは2歳以降で，7歳以降は成人と同じような胸式呼吸となる．また，新生児は**鼻呼吸**のため，鼻腔（びくう）をふさがないように注意する．口呼吸（くち）ができるようになるのは生後3～5か月以降である．

表1 子どもの腋窩温　平均値±標準偏差（10分間測定）

	月年齢	個数(人)	起床前	昼食前(10〜12時)	午後(16〜18時)	就床前
男児	4〜5日	28	36.67 ± 0.30	36.70 ± 0.29	36.78 ± 0.28	36.71 ± 0.26
	1か月	58	36.68 ± 0.25	36.62 ± 0.27	36.72 ± 0.27	36.72 ± 0.23
	3〜4か月	40	36.35 ± 0.34	36.47 ± 0.35	36.38 ± 0.42	36.40 ± 0.46
	6か月	69	36.28 ± 0.34	36.43 ± 0.39	36.42 ± 0.39	36.40 ± 0.39
	1〜2歳	124	36.11 ± 0.45	36.45 ± 0.37	36.51 ± 0.34	36.34 ± 0.43
	3〜4歳	123	36.13 ± 0.32	36.40 ± 0.38	36.47 ± 0.38	36.30 ± 0.39
	5〜6歳	187	36.20 ± 0.38	36.49 ± 0.37	36.57 ± 0.34	36.37 ± 0.37
女児	4〜5日	26	36.68 ± 0.28	36.70 ± 0.23	36.76 ± 0.27	36.71 ± 0.25
	1か月	81	36.66 ± 0.28	36.64 ± 0.27	36.79 ± 0.24	36.78 ± 0.26
	3〜4か月	51	36.40 ± 0.37	36.46 ± 0.36	36.38 ± 0.40	36.42 ± 0.40
	6か月	114	36.27 ± 0.38	36.45 ± 0.34	36.40 ± 0.35	36.45 ± 0.33
	1〜2歳	112	36.10 ± 0.42	36.42 ± .040	36.45 ± 0.41	36.29 ± 0.38
	3〜4歳	115	36.10 ± 0.43	36.43 ± .036	36.57 ± 0.34	36.28 ± 0.41
	5〜6歳	186	36.19 ± 0.38	36.47 ± 0.39	36.51 ± 0.35	36.31 ± 0.40

（巷野悟郎，他：健康小児の体温の研究．厚生省小児保健環境研究班，1979より引用改変）

表2 呼吸機能

	呼吸形式	呼吸数(毎分)
乳児	腹式呼吸	30〜40
幼児	胸腹式呼吸	20〜30
成人	胸式呼吸	15〜20

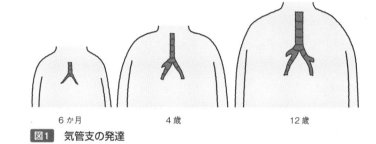

6か月　　　4歳　　　12歳

図1 気管支の発達

2）呼吸数

　乳児の呼吸数は1分間に30〜40くらいで成人より多く，年齢とともに少なくなる（**表2**）．また，発熱時や興奮時には増加する．乳児は呼吸のリズムが不規則になりやすく，無呼吸となることもあるため，時に乳幼児突然死症候群（p.90参照）とならないように注意する必要がある．

3）気道

　幼少ほど胸郭に対する気管支の長さが成人より短い（**図1**）ため，喉から病原体や異物が侵入しやすい．気道粘膜も未熟なため気道の防衛力が弱く，呼吸器疾患が多く気管支炎や肺炎になりやすい．

3 循環系の発達

1）心臓の位置

　幼少ほど肋骨が水平で横隔膜の位置が高いため，心臓の位置も高く横位である．心音を聴診する位置や心肺蘇生時の胸骨圧迫の位置，心電図の波形も成人と少し異なる（**図2**）．

2）脈拍

　幼少ほど脈拍数は多く（**表3**），発熱，痛み，興奮，運動で増加する．成人では手首や頸部で脈拍を触れるが，乳児ではわかりづらく，上腕のほうがよく触れる．

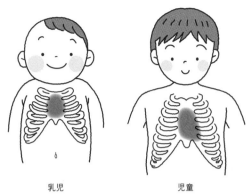

図2 乳児と児童の心臓の位置の違い

乳児　　　　　　　児童

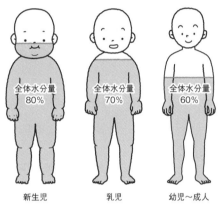

新生児　　　乳児　　　幼児〜成人

全体水分量 80%　全体水分量 70%　全体水分量 60%

図3 体の水分組成の成長による変化

表3 脈拍数

乳　児	120〜140/分
幼　児	80〜120/分
成　人	60〜 80/分

表4 血圧

乳　児	100〜90/60〜40 mmHg
幼　児	110〜100/60〜50 mmHg
成　人	120〜110/80〜60 mmHg

表5 水分必要量

乳　児	150 mL/kg/日
幼　児	100 mL/kg/日
成　人	50 mL/kg/日

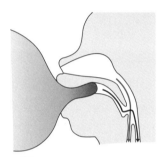

図4 乳児の哺乳時の呼吸

3）血圧

　子どもは成人より血圧が低く，成長するに従って上昇する（**表4**）．先天性の心臓や血管の病気がある場合は，手足で血圧が異なったり，左右で異なることもある．

4 体液調節の発達

　幼少ほど，体重当たりの水分量は多い．成人に比べ体重当たりの体表面積が大きいため不感蒸泄も多く，皮膚から失われる水分も多い．また，幼少ほど腎機能（尿の濃縮力）が未熟なため，薄い尿が多く出る．したがって，幼少ほど水分必要量は多く，循環血液量となる細胞外水分の比率も高く，同時に失われる水分量も多いため，体調の変化で脱水症になりやすい（**図3**，**表5**）．

5 消化機能の発達

1）乳児の消化機能

　乳児の消化液は成人と比較して少ない．哺乳と同時に呼吸をしているため，空気を飲み込むことも多い（**図4**）．ゲップを出させて排気をしっかりする必要がある．また，乳児は胃の入り口の筋肉の発達が未熟なため，哺乳したものが胃から逆流してくる溢乳がしばしばみられる．

2）母乳と人工乳の特徴

母乳と人工乳の栄養成分はほぼ変わらないようになってきているが，母乳は消化吸収がよく腎臓の負担が少ない，母乳には感染予防の分泌型免疫グロブリンＡが含まれている，乳幼児突然死症候群のリスクが少ない，母体の子宮の収縮によい，経済的であるなどの利点がある．一方，母乳の欠点としては，ビタミンＫ欠乏症による出血傾向の発生頻度が高い，黄疸が遷延しやすい，母乳中のHTLV-1*やHIV**などのウイルス感染の可能性，母親の食べ物の影響や服薬している薬の成分移行の可能性，母親の体調により授乳不足になることがある，などがあげられる．

6 排泄機能の発達

1）排便の変化

生後24時間以内にある初回便は，暗黒色の岩のり様の便で，胎便という．2〜3日目に黄色の便と混じった移行便が出て，4日目頃より黄色で白い顆粒が混じった普通便が出る．乳児の便の回数は個人差があり，哺乳のたびに排便することもあれば，数日出ないこともある．一般的には，母乳栄養の乳児は人工栄養の乳児より回数が多く，軟便のことが多い．胆汁が酸化して緑色便となることもある．離乳食をはじめると便の量は増え，野菜を食べると消化が十分できず，不消化のまま出てくることがある．排泄は，大脳を介さない内括約筋と，大脳を介して意識的に行う外括約筋によって制御されている（図5）．

2）排尿の変化

乳児の腎機能は未熟で，尿の濃縮力が低いため，尿量が多く，排尿回数も多い（図6）．尿意の自覚は2歳前後で可能となるので，2歳頃からトイレットトレーニングを開始する．以前は布オムツが主流だったが，近年は紙オムツが一般的になったため，排泄の自立の時期が遅れる傾向にあり，昼間の排尿は大体3歳までに自立する．夜間は排尿を抑制する抗利尿ホルモンの分泌（図7）が十分でなく，4歳くらいまでは夜間の排尿が多いため，夜間のみオムツを使用する．排尿の自立と排便の自立は同時期に確立することが多いが，心理的影響も出やすい．

3）遺尿症と夜尿症

排尿が自立する年齢になっても，昼間目覚めているときにおもらしすることを遺尿症という．子どもの場合，遊びに夢中になってトイレに行くのが遅れてもらしてしまうことがしばしばあるので，就学前は排尿の誘導を行う．

5歳以降で1か月に1回以上の夜尿が3か月以上続くものを夜尿症という（図8）．夜尿症には，夜間の尿量が多い多尿型と，膀胱が小さい膀胱型がある．多尿型では，尿量を減少させる抗利尿ホルモンの分泌が夜間低下していることがある．

7 睡眠の発達

1）睡眠時間と生活リズム

成長とともに，睡眠時間や生活リズムは変化する．個人差はあるが，新生児は1日16時間近く睡

＊：HTLV-1
ヒトＴ細胞白血病ウイルスⅠ型．感染者のなかでまれに白血病などの疾患を引き起こす．母乳を介して母子感染の可能性がある．
＊＊：HIV
ヒト免疫不全ウイルス．後天性免疫不全症（エイズ）を発症する可能性がある．

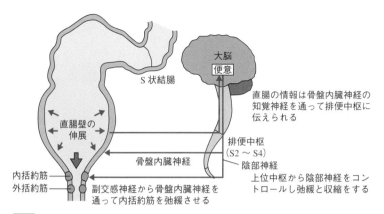

図5 排便の仕組み

S状結腸

大脳
便意

直腸の情報は骨盤内臓神経の
知覚神経を通って排便中枢に
伝えられる

直腸壁の
伸展

排便中枢
(S2〜S4)

陰部神経
上位中枢から陰部神経をコン
トロールし弛緩と収縮をする

骨盤内臓神経

内括約筋
外括約筋

副交感神経から骨盤内臓神経を
通って内括約筋を弛緩させる

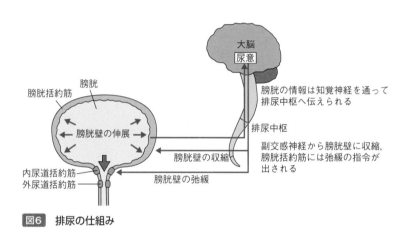

図6 排尿の仕組み

大脳
尿意

膀胱

膀胱括約筋

膀胱の情報は知覚神経を通って
排尿中枢へ伝えられる

膀胱壁の伸展

排尿中枢

副交感神経から膀胱壁に収縮,
膀胱括約筋には弛緩の指令が
出される

膀胱壁の収縮

内尿道括約筋
外尿道括約筋

膀胱壁の弛緩

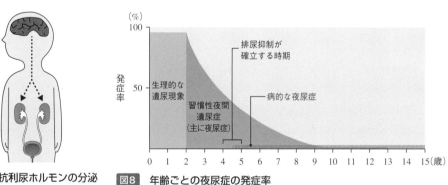

図7 抗利尿ホルモンの分泌
脳下垂体より抗利尿ホルモンが分泌
され,腎臓で水分が再吸収される.

図8 年齢ごとの夜尿症の発症率

(%)
100

発症率

50

生理的な
遺尿現象

習慣性夜間
遺尿症
(主に夜尿症)

排尿抑制が
確立する時期

病的な夜尿症

0 1 2 3 4 5 6 7 8 9 10 11 12 13 14 15 (歳)

眠する.年齢とともに,1日の睡眠時間が短くなっていく.

　新生児は寝たり起きたりを繰り返し,3か月までは少しずつ寝る時間がずれていくが,周囲の生活にあわせて,次第に昼・夜の区別がつき,起床時刻や就寝時刻が一定化するようになる(図9).夜の睡眠時間が長くなると,深い眠りであるノンレム睡眠と浅い眠りであるレム睡眠を繰り返すようになる(図10).レム睡眠では「体の休息」となり夢をみることが多く,ノンレム睡眠では,「頭の休息」となる.乳幼児ではレム睡眠が多い.睡眠時間が一定になると,夜間に分泌される成長ホルモンやメ

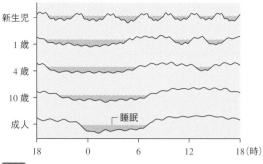

図9　年齢別の覚醒と睡眠

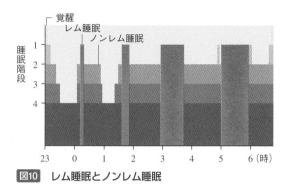

図10　レム睡眠とノンレム睡眠

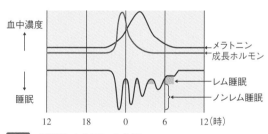

図12　睡眠とホルモンの分泌

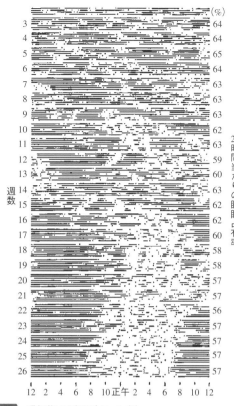

図11　乳児期の睡眠パターン例

黒い直線は睡眠，白い直線は覚醒を表す．生後8週までは睡眠リズムが認められず，8〜16週で25時間周期の少しずつずれた周期が認められ，16週以降はほぼ24時間周期となる．
(Kleitman N, et al. : Sleep characteristics of infants. J Appl Physiol 1953 ; 6(5) : 269-282 より引用改変)

ラトニン（脳の松果体より分泌され，自然な睡眠を誘い体内時計に働きかけるホルモン）が十分分泌されるようになり，生活リズムも安定する（図11[2]，図12）．

　発育期における睡眠時間は大切で，減少すると睡眠時に分泌される成長ホルモンの減少や感情の制御が不安定となる．最近は夜型社会となり，子どもの就寝時刻が遅くなる傾向がある．その結果，1日の睡眠時間が短くなったり，起床時刻が遅くなって朝食が食べられなくなったり，昼間の活動時間が減少したりなどの問題につながる可能性がある．

2）睡眠障害

　乳幼児はレム睡眠の時間が長く，しばしば眠りが中断されると夜泣きとなることがある．日本では，家屋事情により夜泣きを気にして過剰に抱き上げたり授乳をしがちだが，それが習慣化すると夜間覚醒が固定化することがある．年長児では，叫び声をあげる夜驚症など「ねぼけ」とよばれるものがあるが，成長するにつれみられなくなる．

　また，睡眠中にイビキをかいたり呼吸を止めたりする睡眠時無呼吸は，子どもにおいても扁桃肥大のときに認められることがある（p.112参照）．

3）寝かせ方

かつては頭の形への悪影響を少なくするためにうつぶせ寝をすることもあったが，うつぶせ寝は，それまで元気にしていた乳児が突然睡眠中に死亡する**乳幼児突然死症候群**のリスク要因であることがわかった．それ以降は**仰向け寝**がすすめられ，ぐっすり眠っているときにも1人では寝かせず，ときどき呼吸の状態など様子をみることが大切である．

寝かしつけるときには，静かで落ち着いた環境にする必要があるが，なかなか寝つかない場合は，生活リズムが一定となっているか，起床時間が遅くないか，昼寝の時刻が遅くないか，活動時間が短くないかなどを見直す必要がある．

 生活習慣の時代変化

ベネッセ教育総合研究所が5年ごとに行っている幼児の生活習慣に関する発達調査では，2005年と2015年の比較で，排泄習慣が遅くなっている傾向がみられている．また，歯磨きや箸を使う習慣，挨拶をする習慣も減少傾向にある（**表6**）[3]．排泄習慣では，安価な紙オムツの普及が関連していると思われ，歯磨きや箸の使用，挨拶の習慣には，家族の関係や習慣とも関連すると考えられる．こうした家庭環境に関しても配慮しながら，よりよい生活習慣を身につけるような保育を考えていく必要があるだろう．

表6　生活習慣に関する発達
(%)

	1歳		2歳		3歳		4歳		5歳		6歳	
	05年	15年	05年	15年	05年	15年	05年	15年	05年	15年	05年	15年
	(660)	(614)	(740)	(583)	(340)	(626)	(312)	(610)	(326)	(671)	(276)	(657)
コップを手で持って飲む	69.5	65.8	98.4	94.8	98.2	96.3	98.1	93.5	97.8	94.0	96.0	92.7
スプーンを使って食べる	64.8	62.3	97.4	95.0	98.2	96.3	98.1	93.5	97.8	94.0	95.7	92.4
家族やまわりの人に挨拶する	45.9 >	35.6	83.5 >	72.6	92.5 >	87.4	93.6 >	87.3	91.8	87.9	91.7	88.0
歯を磨いて，口をすすぐ	14.8 >	9.3	73.3 >	59.1	91.6 >	84.2	95.2 >	88.0	97.5 >	91.6	95.3	91.2
おしっこをする前に知らせる	3.3	4.7	25.2 >	18.4	86.3 >	75.4	97.8 >	90.4	96.9 >	91.9	94.6	90.7
自分でパンツを脱いでおしっこをする	1.2	1.3	17.7	13.0	79.1 >	70.1	98.1 >	90.9	97.3 >	91.9	94.9	90.3
自分でうんちができる	5.6	6.4	24.4 >	18.9	78.8 >	64.4	95.2 >	85.9	96.7 >	90.4	94.6	90.3
一人で洋服の着脱ができる	1.4	2.4	18.4 <	23.7	62.0	64.9	92.3	87.5	96.3 >	91.0	93.8	90.7
箸を使って食事をする	4.5	4.1	32.0	35.2	62.0	58.3	83.7 >	72.1	94.2 >	83.8	93.5	88.9
決まった時間に起床・就寝する	55.6	56.1	62.2	64.4	72.6	68.0	82.4	79.2	85.8 >	77.5	84.4 >	78.2
一人で遊んだ後の片づけができる	17.0	16.5	46.8	46.3	64.7	61.7	85.6 >	74.5	88.1 >	80.5	85.1	83.9
オムツをしないで寝る	0.6	1.0	6.3	3.8	45.9 >	35.0	81.1 >	66.0	84.8 >	79.0	90.2 >	83.6

「できる」の％で，満1歳以上の子どもをもつ人のみ回答．2005年，2015年調査の結果を比較し，10ポイント以上の差があったものは▇，5ポイント以上10ポイント未満の差があったものは▇．（　）内はサンプル数．0歳6か月～6歳11か月の年齢層で分析する際のウェイトを用いて集計した．
（荒牧美佐子：幼児の発達状況．ベネッセ教育総合研究所，第5回幼児の生活アンケート．ベネッセ，2016；32(https://berd.benesse.jp/up_images/research/YOJI_all_P01_65.pdf〔閲覧日：2021.6.8〕)より引用改変）

| 文献 |

1）巷野悟郎，他：健康小児の体温の研究．厚生省小児保健環境研究班，1979
2）Kleitman N, et al.：Sleep characteristics of infants. J Appl Physiol 1953：6（5）：269-282
3）荒牧美佐子：幼児の発達状況．ベネッセ教育総合研究所，第5回幼児の生活アンケート．ベネッセ，2016；32（https://berd.benesse.jp/up_images/research/YOJI_all_P01_65.pdf〔閲覧日：2021.6.8〕）

確認度
CHECK!

✔ 子どもの生理機能の発達を理解して，その発達に応じた体調の変化に気をつける．

✔ 子どもの発達に合わせた排泄習慣と睡眠習慣を身につけさせ，生活リズムをつくる．

第2章② 振り返りの問題

問1 次の文章の( )のうち，正しいものを選びなさい．

① 乳児の呼吸数は1分間に(ア：20〜30　イ：30〜40)である．
② 幼児の呼吸数は1分間に(ア：20〜30　イ：30〜40)である．
③ 乳児の脈拍数は1分間に(ア：80〜120　イ：120〜140)である．
④ 幼児の脈拍数は1分間に(ア：80〜120　イ：120〜140)である．
⑤ 乳児の1日水分必要量は体重1kg当たり約(ア：50　イ：150)mLであり，成人の約
　　(ア：同量　イ：3倍)を必要とする．

問2 次の文章のうち，正しいものには○，間違っているものには×をつけなさい．

① 子どもの体温は，食事や運動，環境温度などの影響を受けやすい．
② 2，3歳までは夜間に排尿することは普通であり，特に神経質になる必要はない．
③ 睡眠には主に「頭の休息」といわれるレム睡眠と，「体の休息」といわれるノンレム睡眠
　　とがある．
④ 乳幼児突然死症候群のリスク要因のひとつには，うつぶせ寝があげられる．
⑤ 幼少ほど脈拍数は少ない．
⑥ 子どもは成人より血圧が低く，成長するに従って血圧が上がっていく．
⑦ 母乳と人工乳を比較すると，人工乳の栄養成分は母乳には格段に及ばない．
⑧ 子どもの体温は，朝から夕方にかけて低くなる．
⑨ 昼間の目覚めているときのおもらしを遺尿症，夜間の眠っているときのおもらしが続く
　　場合を夜尿症という．
⑩ 乳幼児では，レム睡眠が多い．

答え：p.142参照
パソコンやスマートフォンで「振り返りの問題」を解いてみよう！
●パソコン → http://www.shindan.co.jp/thm/2531/kh2-2/html5/index.html
●スマートフォン →

第3章 地域における保健活動と子どもの虐待防止

[CURRICULUM]

1(4)

近年, 保育所では, 保育が必要な子どもを預かるだけではなく, 一時預かりや, 通常は自宅などで生活している子どもが訪問できる"子育て広場"を開催するなど, その活動が広がっています. 地域の子どもの見守りや子どもの発達や健康への助言は, 子育てに悩んでいる保護者支援となり, また, 子どもの虐待防止にもつながっています.

POINT!

● 地域の子どもの健康支援において, どのような活動を行っているかを理解する.

● 子どもの虐待の現状を理解し, 虐待防止の取り組みを考える.

1 地域における保健活動

1)子育て世代包括支援センター(母子健康包括支援センター)

市区町村では, 母子保健と子育て支援の両面から, 様々な支援の充実に取り組んでいるが, これらの情報を地域住民にわかりやすく伝え, 包括的に支援を行う機関として, 2017年に母子健康包括支援センターを市区町村で設置することが努力義務とされた. このセンターでは, 妊娠期から子育て期にわたる支援を実施するために, 妊産婦・乳幼児などの状況を継続的・包括的に把握し, 妊産婦や保護者の相談に保健師などの専門家が対応するとともに, 必要な支援の調整や関係機関と連絡調整するなどして, 妊産婦や乳幼児などに対して切れ目のない支援を提供する.

はじめての子育てでは, 保護者は子どもの健康や生活習慣, 発達についての悩みをもっていることが多く, 子どもの体調変化時の対応, 離乳食の進め方, 睡眠などの生活リズムのつくり方, トイレットトレーニングの仕方, 気になる発達についてなど, 子どもの保健に関わる相談も多い. 対応する職員としては, 保健師などの医療職やソーシャルワーカーなどの福祉職, 臨床心理士などの専門職がおり, 子ども家庭総合支援拠点の職員と連携して, 保護者支援も行っている.

2)市区町村子ども家庭総合支援拠点における子どもの健康支援

子どもとその家庭および妊産婦などを対象に, 実状の把握, 子どもなどに関する相談全般から, 通所・在宅支援を中心とした, より専門的な相談対応や必要な調査, 訪問などによる継続的なソーシャルワーク業務までを行うために, 市区町村子ども家庭総合支援拠点が設置されている. 実施している支援としては, 子どもと一緒に遊びながら過ごす子育て広場や, 電話, 面接などによる助言指導, 関係機関と役割分担して行う支援, 通所・訪問などによる継続的な養育支援やカウンセリング, ソーシャルワークなどがある. また, 必要に応じて関係機関と協議, 調整したうえで, 要支援児童および

要保護児童ならびに特定妊婦などへの在宅支援サービス（養育支援訪問事業，ショートステイ事業，一時預かり事業，子育て援助活動支援事業など）の提供や，障害児（者）施策，生活困窮者施策，ひとり親支援施策などのサービスを活用するとともに，身近で利用しやすい社会資源を活用して効果的な在宅支援を行っている．子育て家庭の相談のなかには，子どもの健康や障害に関する相談もしばしばある．ショートステイや一時預かりでは，保護者の心理的・身体的負担を軽減するための支援を行うだけでなく，子どものきめ細かな体調観察も大切となる．

3）保健所や市区町村保健センターによる子どもの健康支援

　保健所は主に都道府県が，市区町村保健センターは市区町村が設置する．どちらも地域の健康づくりが目的である．保健師と管理栄養士をはじめ，歯科衛生士，理学療法士，看護師などがおり，さらに施設によっては助産師，医師，心理発達相談員なども配置されている．保健指導，母親学級，家庭訪問（新生児訪問など），乳幼児健診（乳児・1歳6か月児・3歳児）などの実施や，障害や慢性疾患の早期発見・早期発達支援（療育）実施を行っている．健診に来訪しなかった家庭では児童虐待の発生率が高いことが知られており，受診していなければ「健康診査のお誘い」を理由に家庭訪問ができる．

4）里親家庭の健康支援

　里親に委託される子どもは，虐待を受けた経験などにより心に傷をもつ子どもが多く，様々な形で育てづらさが出る場合が多い．里親が養育に悩みを抱えたときに孤立化を防ぐ支援の他，発達途中からの養育であるためそれまでの既往歴や発達歴の情報を共有し，健康支援を行う必要がある．

2　子どもの虐待の現状

　子どもの虐待についての児童相談所への相談件数は，年々増加している．社会の関心の高まりからくる「掘り起こし」の要素も大きいが，核家族化および地域のつながりの希薄化で，保護者が子育ての悩みを解決できずに抱えていることが関わっていると思われる（図1[1]，表1[1]）．

　虐待の種類は，2013年以降心理的虐待が最も多く，次いで身体的虐待，ネグレクト，性的虐待の順である（表2[1]）．虐待を受けた子どもは不安や怯え，うつ状態など精神的問題や反応性愛着障害を示すことが多い．

3　子どもの虐待の実際

1）心理的虐待

　「児童虐待の防止等に関する法律」[2]では，心理的虐待とは，「児童に対する著しい暴言又は著しく拒絶的な対応，児童の家庭における配偶者に対する暴力，その他の児童に著しい心理的外傷を与える言動を行うこと」と定義されている．子どもに直接与える虐待だけでなく，配偶者へのDV（ドメスティック・バイオレンス）を目の前で見せられて心理的な苦痛を感じることも含まれる．心理的虐待は気がつくのが難しく，精神的発達に大きな影響を及ぼす可能性がある．

2）身体的虐待

　身体的虐待とは，「児童の身体に外傷が生じ，又は生じるおそれのある暴行を加えること」と定義されている．他の虐待より外見的に発見しやすいと思われているが，注意深い観察が必要で，生命の危険がある場合もあるため，早い段階での介入が必要となることも多い．以下のような点が特徴で，これらがみられたときには，早めの通報が必要である．

・不適切な養育が疑われ，発育，発達が遅れている

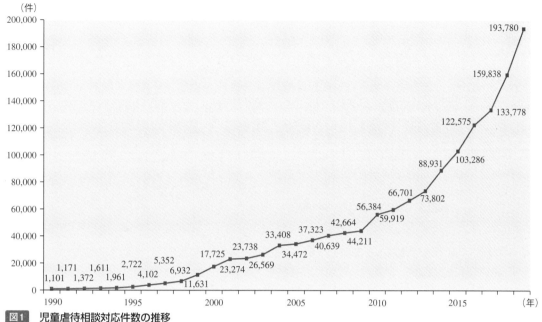

図1　児童虐待相談対応件数の推移
（厚生労働省：令和元年度児童相談所での児童虐待相談対応件数.（https://www.mhlw.go.jp/content/000696156.pdf〔閲覧日：2021.6.8〕）より引用改変）

表1　児童虐待相談対応件数の対前年度比

	2009	2010	2011	2012	2013	2014	2015	2016	2017	2018	2019
件数	44,211	56,384	59,919	66,701	73,802	88,931	103,286	122,575	133,778	159,838	193,780
対前年度比	103.6％	－	－	111.3％	110.6％	120.5％	116.1％	118.7％	109.1％	119.5％	121.2％

2010 年は東日本大震災の影響により，福島県を除いて集計した件数.
（厚生労働省：令和元年度児童相談所での児童虐待相談対応件数.（https://www.mhlw.go.jp/content/000696156.pdf〔閲覧日：2021.6.8〕）より引用改変）

表2　虐待の種類

	身体的虐待	ネグレクト	性的虐待	心理的虐待	総数
2009	17,371（39.3％）	15,185（34.3％）	1,350（3.1％）	10,305（23.3％）	44,211
2010	21,559（38.2％）	18,352（32.5％）	1,405（2.5％）	15,068（26.7％）	56,384
2011	21,942（36.6％）	18,847（31.5％）	1,460（2.4％）	17,670（29.5％）	59,919
2012	23,579（35.4％）	19,250（28.9％）	1,449（2.2％）	22,423（33.6％）	66,701
2013	24,245（32.9％）	19,627（26.6％）	1,582（2.1％）	28,348（38.4％）	73,802
2014	26,181（29.4％）	22,455（25.2％）	1,520（1.7％）	38,775（43.6％）	88,931
2015	28,621（27.7％）	24,444（23.7％）	1,521（1.5％）	48,700（47.2％）	103,286
2016	31,925（26.0％）	25,842（21.1％）	1,622（1.3％）	63,186（51.5％）	122,575
2017	33,223（24.8％）	26,821（20.0％）	1,537（1.1％）	72,197（54.0％）	133,778
2018	40,238（25.2％）	29,479（18.4％）	1,730（1.1％）	88,391（55.3％）	159,838
2019	49,240（25.4％）	33,345（17.2％）	2,077（1.1％）	109,118（56.3％）	193,780

（　）内は四捨五入のため 100％にならない場合がある．2010 年は東日本大震災の影響により，福島県を除いて集計した数値.
（厚生労働省：令和元年度児童相談所での児童虐待相談対応件数.（https://www.mhlw.go.jp/content/000696156.pdf〔閲覧日：2021.6.8〕）より引用改変）

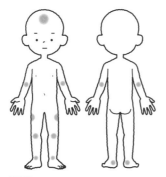
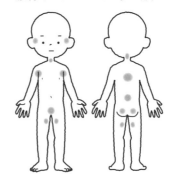

<通常の外傷で多い部位>　　　　　<虐待でみられることが多い部位>

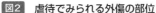

図2　虐待でみられる外傷の部位

・衣服で隠れた部位に創傷が多発している（図2）

・新旧の創傷が混在している

・通常では考えられない部位の創傷（乳幼児の肋骨骨折，乳児の大腿骨の骨折，広範囲の頭蓋骨骨折）

また，乳幼児の身体を激しく揺さぶると，脳が損傷してしまう乳幼児揺さぶられ症候群となることもある．

3）ネグレクト

ネグレクトは，「児童の心身の正常な発達を妨げるような著しい減食又は長時間の放置，保護者以外の同居人による心理的虐待や身体的虐待，性的虐待と同様の行為の放置その他の保護者としての監護を著しく怠ること」と定義されている．

ネグレクトには，物理的・経済的条件が整っているのにも関わらず保護を遺棄する**積極的ネグレクト**と，貧困や知識不足などが原因で保護ができない**消極的ネグレクト**とに分けられ，それぞれの対応が異なる．

以下のような徴候がある場合は，ネグレクトを疑う．

・子どもの身長・体重が同年齢標準よりも極端に低いまたは軽い

・冬なのに上着を着ていないなど，季節はずれな服装をしている

・虫歯が多い，病気になっても病院に連れていかない（**医療ネグレクト**）

・いわゆる「ゴミ屋敷」に住んでいるなど，住居が不適切である

・不潔な身なりをしている

・夜遅くまで外で遊んでいるなど，家に帰りたがらない

・空腹のため，食べ物をせびったり盗んだりする

ネグレクトを疑った場合には，家庭訪問をするなどして家族の背景を把握して原因を探り，適切な保護者支援が必要となる．

4）性的虐待

性的虐待は，「児童にわいせつな行為をすること又は児童にわいせつな行為をさせること」と定義されている．しかし，子どもであるため本人が被害を自覚していないことも多く，長期にわたって被害を受け，その後の人生に大きな影響を及ぼすことが多い．

5）特別な視点が必要な虐待

1. 保護者がアルコール依存症や薬物依存症を抱えている場合

アルコール依存症や薬物依存症の家族とともに生活する子どもは，暴れる保護者や殴られる保護者

を常時見ているか，あるいは自分も暴力を受けている場合がある．多くは家族が巻き込まれた適切な判断力が奪われている状態であり，危機的状況であることが多い．

依存症本人の治療だけでなく，他の家族が巻き込まれない力をつけていくよう支援する必要がある．また，保護者に対応する専門職と子どもに関わる専門職を分けるほうが望ましい．

2．保護者が精神疾患を抱えている場合

虐待があり，さらに保護者に精神疾患が疑われたり現在も治療中であったりするケースは，専門的な知識や対応が必要である．介入に困難を伴うことが多いため，必ず保健所や精神保健福祉センターなどの精神科医やソーシャルワーカーを援助チームの一員に入れる必要がある．

3．代理ミュンヒハウゼン症候群

「代理人によるほら吹き男爵症候群」ともよばれる．両親または養育者によって子どもに病的な状態を持続的につくり，医師がその子どもには様々な検査や治療が必要であると誤診するような巧妙な虚偽や症状の捏造が行われる，子ども虐待の特異な形である．実際に何らかの薬を飲ませるなどして病気を捏造することもあれば，起きていない症状があったなど虚偽の報告をして受診するなど，模倣の形をとることもある．大変な子どもを育てている献身的な保護者像をつくり上げて，医療的なケアを受けることが目的であると考えられている．代理ミュンヒハウゼン症候群は，死亡に至ることも多いため一時保護の重要性を認識すべきだが，虐待者は医療関係者を巻き込むことが多く，一時保護の計画など情報共有に関しては十分な注意が必要である．

6）虐待後の子どもへの影響

虐待を受けた子どもは，**愛着形成**がされず，そのことで身体発育や言語，精神発達へ影響を及ぼす場合がある．身体発育では，栄養状態に問題がない場合でも身長の伸びが悪くなることや，脳の発育に影響を及ぼすことがある（図3）．愛情がない環境で育ったために発達が悪くなることを，**愛情遮断症候群**という．また，精神的に大きなショックを受けたために，長期にわたって著しい苦痛や生活機能に支障をきたす**心的外傷後ストレス障害（PTSD）**は，虐待後にも認められることがある．可能性が疑われた場合には，早期の対応が必要である．

4 子どもの虐待への対応

「児童虐待の防止等に関する法律」[2]に基づき，子どもに関わる者は虐待の早期発見につとめなければならない．第六条には，「児童虐待を受けたと思われる児童を発見した者は，速やかに，これを市町村，都道府県の設置する福祉事務所若しくは児童相談所又は児童委員を介して市町村，都道府県の設置する福祉事務所若しくは児童相談所に通告しなければならない」とされており，通告を受けた場合は，児童相談所が調査および必要な措置を行うことになっている（図4）[3]．

5 子どもの虐待防止の取り組み

子どもの虐待は，心理的，社会的，経済的問題など多くの要因が重層的にからんでいることが多いので，関係機関との連携が大切である．また，子どもと関わっている親などの関係者との信頼関係をつくることも大切である．そのためには，困っていることの相談に応じ，ありのままを受容し，共感し，プライバシーを守る必要がある．また，長期的見通しをもちながら，継続的に支援することも大切である．

虐待より広い概念のマルトリートメントは，大人の子どもに対する不適切な関わりを意味しており，

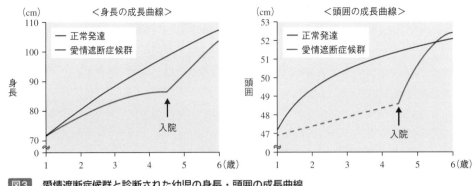

図3 愛情遮断症候群と診断された幼児の身長・頭囲の成長曲線

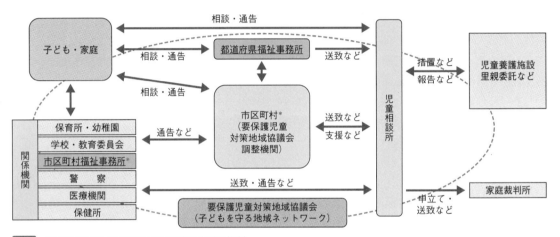

図4 児童虐待防止対策における福祉事務所の役割
＊：福祉事務所に設置される家庭児童相談室が，児童虐待相談対応や要保護児童対策地域協議会調整機関の役割などを担っている自治体もある．
（雇用均等・児童家庭局総務課虐待防止対策室：児童虐待防止対策における福祉事務所の役割について．厚生労働省，2013．251（https://www.mhlw.go.jp/file/06-Seisakujouhou-12000000-Shakaiengokyoku-Shakai/0000046445.pdf〔閲覧日：2021.6.8〕より引用改変）

虐待の可能性がある場合，早期からの発見と対応に主眼をおく．対応方法は，児童相談所が強制的に介入する「**要保護**」，児童に関わる者が安全網を形成し子どもと親への支援を行う「**要支援**」，大人に啓発・教育して予防する「**啓発・教育**」，の3段階に分けて**社会的介入**を行っていく．虐待の予防のためには，明らかな虐待を疑われるケースだけでなく，子育てに不安を抱いている家庭や全く問題がないと思われる家庭についても，サポート体制を構築していくことが必要である（図5）．

　子どもや家庭をめぐる問題は複雑・多様化しており，問題が深刻化する前の早期発見・早期対応，子どもや家庭に対するきめ細かな支援が重要となっている．そのためには，児童相談所，市区町村間の連携はもちろんのこと，福祉事務所，児童福祉施設，市区町村子ども家庭総合支援拠点，社会福祉協議会など福祉分野の機関のみならず，母子健康包括支援センター，保健所，保健センター，医療機関，学校，保育所，幼稚園，警察，民間団体など種々の分野の機関や児童委員，民生委員とも連携を図るとともに，各機関とのネットワークを構築して，その活用を図ることが必要である．

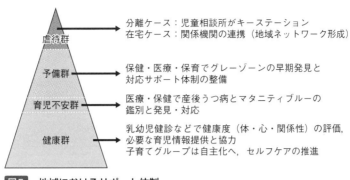

図5　地域におけるサポート体制

海外での子育て支援

　わが国では少子化が続きながら，待機児童問題など子育て支援政策が課題となっているが，海外の子育て支援の現状を検討することは，今後の子育て支援の取り組みを考える意味でも重要である．

　就学前教育・保育への公的投資については，経済協力機構（OECD）のなかでも日本はかなり低い位置にある（図6）[4]．これは，女性の就業率とも関連しているが，合計特殊出生率にも影響している．

　保育への公的投資の高い北欧では，1歳以上の子どもの保育所に通う権利を保障し，在宅で保育する場合に育児手当を支給する制度がある．また，育児休業中の所得保障を高くすることで育児休業が取りやすくなり，父親のみが取得できる期間を設定して父親の育児取得率を高くしたりしている．子どもが病気のときの看護休暇が年間60日あり，日本の5日との差が知られている．わが国の場合，就労時間の長さや柔軟性が乏しいことより，延長保育や病児保育の必要性が高くなっている．

　保育の質の向上のために，国が保育施設を定期的に評価する制度や利用者である保護者や子どもの意見を運営に反映させる会を設置していたり，また，保護者が職員と一緒に保育に参加する方法を取り入れている国もある．わが国の場合，就学前教育と保育がいまだ一元化されておらず，所轄の行政も一本化されていないので，諸外国との比較は簡単にはできないが，今後の方向性を考えていくうえでは，大きな糸口となると思われる．

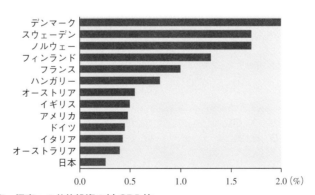

図6　就学前教育・保育への公的投資の対GDP比
（OECD Publishing：Starting Strong II：Early Childhood Education and Care. OECD Publishing, 2006：105 より引用改変）

|文献|

1) 厚生労働省：令和元年度児童相談所での児童虐待相談対応件数. (https://www.mhlw.go.jp/content/000696156.pdf〔閲覧日：2021.6.8〕)
2) 厚生労働省：児童虐待の防止等に関する法律(平成十二年法律第八十二号). 2007(https://www.mhlw.go.jp/bunya/kodomo/dv22/01.html〔閲覧日：2021.6.14〕)
3) 雇用均等・児童家庭局総務課虐待防止対策室：児童虐待防止対策における福祉事務所の役割について. 厚生労働省, 2013. 251(https://www.mhlw.go.jp/file/06-Seisakujouhou-12000000-Shakaiengokyoku-Shakai/0000046445.pdf〔閲覧日：2021.6.8〕)
4) OECD Publishing：Starting Strong II：Early Childhood Education and Care. OECD Publishing, 2006；105

|参考|

・厚生労働省：子ども虐待対応の手引き. 厚生労働省, 2007(http://www.mhlw.go.jp/bunya/kodomo/dv12/00.html〔閲覧日：2021.6.14〕)

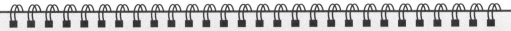

確認度 CHECK!

✔ 地域における子育て支援では，子どもの健康や生活習慣についての相談や悩みに対応することが大切である.

✔ 地域の子育て支援の様々な取り組みと関係機関の連携で，子どもの虐待防止を行う必要がある.

REVIEW! 第3章 振り返りの問題

問1 次の文章のうち，（　　）にあてはまる語句を入れなさい．

① 虐待より広い概念の（　　　　）の段階で，対応を行うことが必要である．

② 子どもの虐待が疑われた場合，保育者は（　　　　）または（　　　　）に通告する．

③ 子どもの虐待は身体的虐待，性的虐待，心理的虐待，（　　　　）の4つのタイプがある．

④ 配偶者や恋人など親密な関係にある，またはあった者から振るわれる暴力，という意味で使用される「DV」とは，（　　　　）の略である．

⑤ 大きな精神的ショックを受けることが原因で，著しい苦痛や生活機能に支障をきたすストレス障害を「心的外傷後ストレス障害」，略して（　　　　）という．

問2 次の文章のうち，正しいものには○，間違っているものには×をつけなさい．

① 一時預かり事業は，保護者が就労している場合しか利用できない．

② 乳幼児健診は，保健所または市区町村保健センターで行われる．

③ 虐待を受けた子どもは，保護されれば発育や発達への影響はない．

④ 子どもの虐待で最も多いのは，身体的虐待である．

⑤ 心的外傷後ストレス障害への対応は，受傷後しばらく期間をおいて落ち着いてから行うことが望ましい．

⑥ 子どもの虐待についての児童相談所への相談件数は，昨今の社会的関心度の高まりから，年々減少している．

⑦ 保健所や市区町村保健センターが実施する健診を受診しなかった家庭に対して，個別に訪問することはできない．

⑧ 愛情がない家庭環境で育ったために発育が悪くなることを，愛情遮断症候群という．

⑨ ネグレクトは，積極的ネグレクトと消極的ネグレクトとに分けられる．

⑩ 子育て支援拠点では保護者支援も行っており，相談に応じるのは保育士，保健師，心理士などの専門職のみである．

答え：p.142 参照

パソコンやスマートフォンで「振り返りの問題」を解いてみよう！

●パソコン → http://www.shindan.co.jp/thm/2531/kh3-1/html5/index.html

●スマートフォン →

第4章

子どもの健康状態の観察と体調不良時の把握

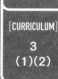

[CURRICULUM]
3
(1)(2)

乳幼児を保育するときに，健康状態を評価して変化に対応するということは，極めて大切なことです．子どもを預かるとき，また次の保育者に引き継ぐときには，子どもの健康状態をきちんと伝えることが必要です．その日の活動や食事，睡眠にも影響するので，体調不良時の対応も保育者の重要な仕事です．

POINT!
● 子どもの健康状態の把握の方法について学ぶ．
● 子どもの体調不良時の主な症状とその評価，対応について学ぶ．

1 子どもの健康状態の把握

1)顔色と活動性

普段通りの顔色か，よく動いて遊んでいるかなどを日頃からよく見ておく．子どもは体調が悪くなると，周囲への関心がなくなり，横になろうとしたり，抱っこを求めてくることも多い．気持ちが悪くなると動きが止まることも多く，顔色がいつもより白くなっているときには吐き気にも注意する．頭痛や腹痛，咳がひどいときには，なかなか寝つけなかったり眠りが中断したりする．

2)体温の測定の仕方

接触型体温計の測定部位としては，腋窩，顎の下，耳の中(鼓膜)，口腔，直腸内(肛門)などがある．部位により温度が異なり，直腸温>口腔温，鼓膜温>腋窩温の順である．

直腸計は乳児に用いることがあり，口腔体温計は婦人体温計として思春期以降の女性が使うことが多い．耳式体温計は耳垢があると不正確となるが，短時間で測定するのに適している．水銀計は安全性の問題で最近は使用されず，電子体温計が主流となっている．通常の体温計は腋窩で測定するが，正しい体温計の測定位置に気をつける(図1)．食後や運動直後は避け，時間の変化をみるときは同じ部位で測定する．

新型コロナウイルス感染症の蔓延により，非接触型の体温計が普及したが，夏場は高く，冬場は低く出やすく，測定値が不正確なため，異常値が出たときには，接触型体温計で確かめる必要がある．

3)食欲

食欲は，献立や食べるタイミングによっても異なるが，乳幼児では体調を知るバロメーターでもある．普段と比べ，どれくらいの量を食べたか記録する．胃腸炎で食事が食べられないときには，水分摂取量を記録する．

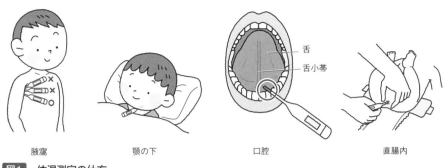

舌
舌小帯

腋窩　　　　　　　　顎の下　　　　　　　　口腔　　　　　　　　直腸内

図1　体温測定の仕方

4)排便の回数と性状の観察

　排便の回数とともに，普段と色が異なっていないか，下痢の場合は水様便か，泥状便か，軟便か，便秘の場合は硬便かなど，性状を記録する．便の色で問題になるものとしては，白色，赤色，黒色などがある．気になる便がみられたときには，画像に残すか直接便を保存して，医療機関に持参する．

5)排尿の回数と性状の観察

　尿量や尿の性状で，尿路系の病気だけでなく，脱水症の診断などができる．オムツ替えの回数や，普段と違う色の排尿があったときには記録する．

2 子どもの体調不良時によくみられる症状

1)発熱

　子どもは，元気にしていても突然発熱することがしばしばある．普段と様子が違うときには，検温してみる．急に発熱したときには，体を震わせる**悪寒**を認めることがある．手足が冷たくなり，一時的に温める必要があることもあるが，そのままずっと厚着にしていると，体温が上昇して体調が悪くなることがある．悪寒がおさまったときには部屋を涼しくし，薄着にさせ，水分を多めにとらせることが大切である．保冷剤で体を冷やすときには，首の周り，腋窩，太ももの付け根など，大きな動脈が通っているところが効果的である．6歳以下の乳幼児では，発熱時にひきつける**熱性けいれん**を起こすことがある．けいれんしたときには，床に顔を横向きにして寝かせ，けいれんの時間を測り，口には何も入れずに様子を観察する．はじめてけいれんを起こしたときや5分以上続くときには，救急車を呼ぶ．発熱が続くときは，熱の経過をみることが大切である．

2)嘔吐

　新生児では，ミルクが逆流する**溢乳**がしばしば認められる．哺乳時に空気を飲み込んで逆流しやすくなるため，哺乳後はゲップを出させる排気を十分行う．子どもは発熱時や感染症のときにしばしば嘔吐，下痢を認めるが，同じ症状が何人かに同時期に発生したときには，**食中毒**の可能性もある．嘔吐物の内容が，飲んだり食べたりしたものか，黄色い胃液かを観察する．感染症の場合，ほとんどが**急性胃腸炎**であるが，感染は嘔吐物や便を触って**経口感染**するためよく手洗いをする．嘔吐してすぐに水分を飲ませるとまた嘔吐することがあるので，落ち着くまでは経口摂取をさせない．何回も嘔吐して水分摂取もできなくなり，発熱や下痢を伴うときには，脱水症の心配が出てくる．嘔吐の回数，嘔吐物の内容，飲水量，尿量を記録する．脱水症になると，目が落ち窪む，皮膚の張りがなくなる，唇が乾くなどし，尿の回数や量が減少する．また，爪のところを5秒圧迫して放した後，元の色に戻るのに2秒以上かかる場合は脱水のことがあるので医療機関を受診する．水分補給だけでなく，塩

分や糖分の補給にも配慮する．

3）下痢

　急性胃腸炎などの感染症や消化不良，食物アレルギーで下痢になることがある．便の性状（軟便か水様便か），色，回数を記録する．血性になったり白色になったりしたときには，診断のために画像に残すか便を保存し，医療機関に持参する．発症してすぐに通常の食事をすると，症状が悪化することがある．落ち着くまで，しばらく食事の内容には注意する．人工乳の乳児に頻回の下痢が続くときは，人工乳の濃度を少し薄くする．

4）便秘

　新生児では哺乳量が少ないと排便量が少なくなるので，体重増加があるかを確認する．年長児では，偏食や排便習慣の影響もある．便は夜間肛門まで移動するので，朝にトイレットタイムをつくり排便習慣をつけるようにする．また水分摂取を促し，食事の内容を指導する．便がたまると便秘症による腹痛を起こすことがあるので，便の性状や毎日の排便の有無の確認が大切である．

5）咳

　子どもは，ウイルス感染による急性上気道炎で咳を認めることがしばしばあるが，痰がうまく出せず，続けて咳き込んで嘔吐することがある．他の子どもに感染を広げないために定期的に部屋を換気

さらに深める！

病児保育や病後児保育のときの記録の仕方

　発熱や体調不良時で集団保育ができない場合，病児保育や病後児保育を行っている施設で保育することがある．この場合，保育を担当する人が交代することもあるため，子どもの体調の変化に応じて対応を適切に判断しなければならず，健康状態の把握や伝達は，より重要となる．保育の引き継ぎをするときは，観察の視点を統一して情報を共有するために，連絡シートを用いる（**図2**）．

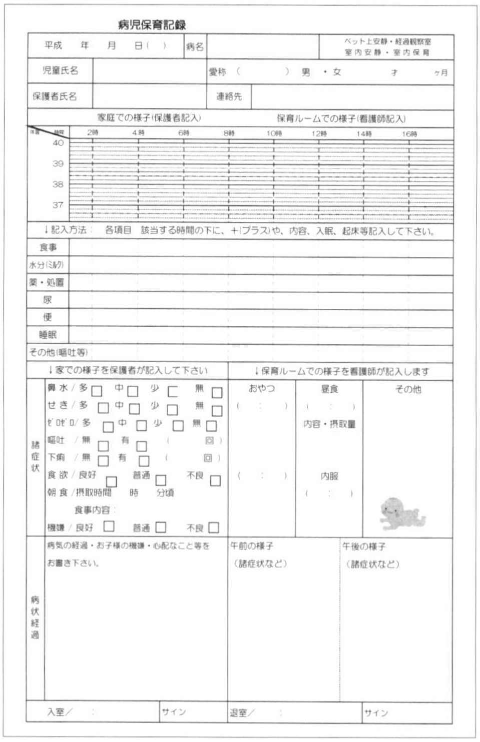

図2　病児保育記録票の例

表1　発疹の種類

紅斑(こうはん)	盛り上がりのない赤色のもの．色は血管が拡張したため
紫斑(しはん)	盛り上がりのない紫〜赤紫色のもの．色は皮膚内で出血したため
白斑(はくはん)	盛り上がりのない白色のもの．色は色素が脱失したため
丘疹(きゅうしん)	5 mm 程度までの半球状に皮膚から盛り上がったもの(ぶつぶつ)
結節(けっせつ)	丘疹より大きく，皮膚から盛り上がったもの(しこり)
水疱(すいほう)	水様のものを含んで皮膚から盛り上がったもの(水ぶくれ)
膿疱(のうほう)	膿様のものを含んで皮膚から盛り上がったもの(うみ)
びらん	皮膚が薄くはがれたもの(ただれ)．液が染み出て，表面が浸潤している
潰瘍(かいよう)	びらんよりも深く皮膚が傷ついたもの
痂疲(かひ)	膿や皮膚が乾燥して固まったもの(かさぶた)

(厚生労働省：保育所における感染症対策ガイドライン．2018：76(https://www.mhlw.go.jp/file/06-Seisaku-jouhou-11900000-Koyoukintoujidoukateikyoku/0000201596.pdf〔閲覧日：2021.5.31〕)より引用改変)

し，その後も子どもが咳き込むときは，室内をなるべく加湿し，水分を飲ませて，体を起こして背中を軽く叩いて痰を出しやすくする．ぜいぜいする喘鳴を認めるときは，気管支喘息や気管支炎のことがある．呼吸が早くなり，肩で息をするようになって横になることができなくなったら，呼吸困難の状態と判断して医療機関を受診する．食事中に突然ぜいぜいするようになったときは，誤嚥の可能性があるので背中を叩いて誤嚥物を出すようにする．

6)鼻水，鼻づまり

乳児は主に鼻呼吸のため，鼻水がたまると呼吸が苦しそうになる．鼻水，鼻づまりのときは，室内を十分加湿し，水分を多めにとらせ，鼻水をできるだけ吸い取る．鼻づまりで寝苦しいときは，鼻頭を蒸しタオルで温めると効果があることがある．

7)発疹

子どもの感染症では，しばしば発疹を伴うことがあり，発疹と発熱の経過で診断できる病気が多い(表1)[1]．症状を認めたときには検温し，全身をチェックして，発疹が出ている場所と性状を記録する．かゆみを伴うときには冷やすなどして，引っ掻いて皮膚を傷つけないようにする．

8)疼痛

言葉を話せない乳幼児では，痛みを適切に表現できないことが多い．いつもより機嫌が悪い，顔色が悪い，食欲がなくぐっすり眠ることができないなどの場合は，どこか痛がるところがないか全身をよく見る．

|文献|

1)厚生労働省：保育所における感染症対策ガイドライン．2018；76(https://www.mhlw.go.jp/file/06-Seisakujouhou-11900000-Koyoukintoujidoukateikyoku/0000201596.pdf〔閲覧日：2021.5.31〕)

確認度
CHECK!

- ✓ 子どもの体調は，顔色，活動性，食欲，睡眠に気を配り，体温，排泄物を観察して判断する．
- ✓ 体調不良時は，症状の変化に気をつけ，保育者間で情報を共有する．

REVIEW! 第4章 振り返りの問題

問1 次の文章のうち，（　　）にあてはまる語句を入れなさい．

① 子どもが下痢を起こした場合は，その性状や色の他，（　　　　）を記録する．

② 感染症である急性胃腸炎は，嘔吐物や便を触って（　　　　）感染する．

③ 何度も嘔吐して水分をとることができず，発熱や下痢を伴う場合は,（　　　　）症になる可能性がある．

④ 新生児の場合，哺乳量が少ないと（　　　　）量が少なくなる．

⑤ 鼻水，鼻づまりの際は，室内を（　　　　）湿し，水分を多めにとらせる．

問2 次の文章のうち，正しいものには○，間違っているものには×をつけなさい．

① 乳幼児は，発熱，下痢，嘔吐などで脱水症を起こしやすい．

② 子どもが発熱時に悪寒を認める場合は，厚着をさせて，悪寒がしなくなっても十分に保温する．

③ 咳がひどいときには部屋を閉め切り，横にして休ませる．

④ けいれんが起こったら，抱き上げて落ち着かせる．

⑤ 乳幼児が嘔吐したら，脱水症にならないようにすぐに水を飲ませる．

⑥ 人工乳の乳児が下痢を頻回に起こす場合は，人工乳の濃度を少し濃くする．

⑦ 子どもに排便習慣を身につけさせるためには，あわただしい朝より夕方に排便させるほうがよい．

⑧ 言葉で適切に表現できない乳幼児では，機嫌が悪い，顔色が悪い，食欲がない，眠ることができないなどの症状から，疼痛が原因とわかることがある．

⑨ 体温の測定部位には，腋窩，顎の下，耳の中，口腔，直腸内などがある．

⑩ 子どもが発熱した際は，保冷剤で大きな静脈の通っている首の周りや腋窩，太ももの付け根などを冷やすことも効果的である．

答え：p.143 参照
パソコンやスマートフォンで「振り返りの問題」を解いてみよう！
●パソコン → http://www.shindan.co.jp/thm/2531/kh4-1/html5/index.html
●スマートフォン →

第5章

子どもの病気
① 子どもの免疫の発達と感染症の特徴

[CURRICULUM]
4(1)

子どもの免疫の発達と感染症には，深い関係があります．乳幼児期は，集団生活をはじめると様々な感染症にかかって発熱を繰り返す子どもがいますが，成長するにつれて発熱することも少なくなります．保護者にとっては，急な体調の変化は心配の種となりますが，子どもは感染症にかかりながら免疫が発達していくともいえます．集団生活をしているときには，感染症の初期の症状に早めに気づいて対応することも大切です．

POINT!

● 子どもの免疫の発達について理解する．

● 感染症の種類と感染経路を知る．

● 子どもがかかりやすい感染症の特徴を知る．

1 子どもの免疫の発達

生体に病原体や異物が侵入すると，白血球が血管外に出て病原体と戦う．この際の打ち勝つ力のことを**免疫**という．免疫には**自然免疫**と**獲得免疫**があり，自然免疫とは侵入した異物を迅速に排除すること，獲得免疫とは感染した病原体を特異的に見分け，同じ病原体が侵入してきたときに効果的に排除することである．子どもは獲得免疫ができていないので，成人と比べて病原体が侵入したときに感染症の症状が発症しやすい．獲得免疫には，直接病原体や感染細胞を攻撃する**細胞性免疫**と，抗体を放出して攻撃する**液性免疫**がある．

自分で抗体を産生することを**能動免疫**という．長期間効果があり，麻疹などの生ワクチンとよばれる予防接種では，この原理で免疫を獲得する．これに対し，すでに他の人または動物で産生された抗体を利用することを**受動免疫**という．

抗体は，**免疫グロブリン**ともいい，免疫グロブリン G（IgG），免疫グロブリン A（IgA），免疫グロブリン M（IgM），免疫グロブリン D（IgD），免疫グロブリン E（IgE）の 5 つのタイプがある．血清中の抗体には IgG が最も多く，感染予防の効果があり，母体から新生児に胎盤を通じて渡される．しかしその効果は数か月しか持続しないため，生後半年くらいのときが最も抗体が低くなって，感染しやすくなる（図 1）[1]．IgA は唾液や気道の分泌液，母乳にも含まれ，消化管の感染症を予防する．胎盤を通過して母体から胎児に移行する免疫グロブリンは IgG のみで，出生直後に IgM 高値を認めた場合は先天性感染症を疑う．

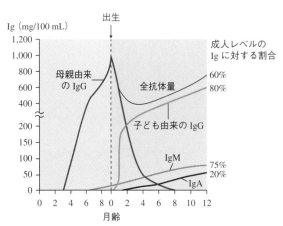

図1 抗体の出生前後の量
(David Male, et al.(eds)：IMMUNOLOGY. 8th ed. Elsevier, 2012 より引用改変)

2 感染症とは

　感染症とは病原体が体内に入って様々な症状が出ることで，主な病原体はウイルスと細菌である．細菌は自分で増殖することができる特徴をもつが，治療には抗菌薬を用いる．その他には，真菌，寄生虫，原虫などがある．

　感染経路としては，咳やくしゃみから病原体を吸い込む飛沫感染，空気の流れのなかに拡散した病原体を吸い込む空気感染，病原体が口から入る経口感染，病原体に触って感染する接触感染，感染した動物や病原体に汚染されたものから感染する媒介物感染がある．病原体が体内に入ってから症状が出現するまでの期間を潜伏期間という．季節によって流行する感染症が異なり，一般にインフルエンザや感染性胃腸炎は冬季が多く，手足口病，ヘルパンギーナ，咽頭結膜熱は夏季が多い．

3 感染症の主な症状

　感染症は，集団生活をしている子どもには容易に広がる．子どもは自分で体調不良を正しく訴えることが難しいが，子どもに多い感染症は，発熱の経過や発疹の性状で診断できる場合もある．感染症の広がりを予防するためにも，初期の症状を知り，発熱の経過や症状を記録し，早期に安静や医療機関受診を促す必要がある．また，季節の流行や，流行についての情報を職員や保護者と共有する．

1）発熱

　定期的な検温だけでなく，いつもと様子が違うときに検温したら，発熱に気づくこともある．子どもの発熱は環境温度に影響されやすいため，室温を調節する．また，検温後に他の症状がないかもよく観察してみると，感染症の発症がわかることもある．発熱が確認されたときは，その後の体温の変化も記録する．体温変化の経過によって，感染症の病名や重症度を診断できる場合もある．

2）全身倦怠

　体調が悪いときに「体がだるい」と感じることはしばしば起こることであるが，子どもはその状態を伝えることが難しい．子どもの場合は，いつものように動かない，遊びに関心をもたない，大人に寄ってきて抱っこを求めるなど，普段と異なる様子を示すときに，感染症がはじまっていることがある．検温して，全身の様子を観察する．

3）発疹

　子どもがかかる感染症は，しばしば発疹を伴うことがある．アレルギー症状で数十分から数時間で

消えるじんま疹（図2①）[2]が認められることがあるが，感染症では特徴的な発疹と発熱で病名が診断できることがある．発疹が出ている場所と性状で診断できる感染症もある．時間とともに発疹の場所や性状は変化することがあるので，記録して情報共有し，医療機関を受診する際にも伝えることが大切である．

　発疹の性状（p.65，表1参照）としては，盛り上がりがなく赤くなっている紅斑，盛り上がりのある丘疹，盛り上がった中に水分がある水疱，膿がある膿疱などである．また，回復期にかさぶたとなる痂皮化，発疹が褐色となって残る色素沈着がある．

4）咳，鼻水，嗄声

　上気道感染の症状としてしばしばみられる．咳は，痰が伴うか伴わないかや，咳の仕方によって診断できる感染症もある．子どもは下気道感染の気管支炎や肺炎になることも多く，ぜいぜいする喘鳴を伴うこともある．

5）嘔吐，下痢

　消化管感染症の症状としてしばしばみられる．下痢がある場合は，性状や便の色で診断できることもあるため，普段の便と異なるときには，画像に残すかオムツに包んだまま保存し，医療機関に持参する．

6）疼痛

　子どもの場合，痛みがあるかどうか，どこの痛みか，正しく表現できないこともある．全身を丁寧に触診して痛みがあるかどうか観察する．首のリンパ節や耳下腺，顎下腺に痛みがあることで，診断できる感染症もある．腹痛では特定のところに痛みがあるか，尿路感染では排尿時に痛みがあるかなども注意する．

7）けいれん

　就学前の子どもは，発熱時に熱性けいれんを起こすことがしばしばあるが，けいれんの回数やけいれん時の症状で診断できることもあるので，そのときの症状をよく観察する．

8）その他

　眼や口の症状で感染症の診断ができることがある．眼の症状では，目やに，眼球，眼瞼の結膜充血がある．口の症状では，舌が赤くぶつぶつができるいちご舌（図2②），口唇発赤，痛みを伴う灰白色斑（アフタ），頬粘膜に白い斑点が出るコプリック斑などがある．

4 主なウイルス感染症

1）突発性発疹（図2③）[2]

　生まれてはじめての発熱の際にかかっていることが多く，0歳〜1歳の乳幼児に好発する．突然38度以上の発熱が3日ほど続いて，解熱と同時に体幹を中心に鮮紅色の発疹が出る（表1，図3[3]）．

2）麻疹（はしか）

　発熱，咳，目やになどのカタル症状からはじまり，コプリック斑が出て，再発熱して全身に鮮紅色の発疹が出る．3〜4日後，紅斑は色素沈着して回復する．予防接種を行うようになって減少したが，肺炎になると重症化することがある．2014年，WHOでわが国も排除国となったが，海外からの持ち込み流行があるため，注意が必要である（表1，図3[3]）．

3）風疹（三日ばしか）

　発熱と鮮紅色の発疹が同時に出現し，頸部リンパ節腫脹を伴う．数日で改善し，発疹は色素沈着を残さない．妊娠初期にかかると，胎児が心疾患や白内障，聴力障害を合併する先天性風疹症候群になることがある（表1，図3[3]）．

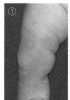 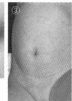 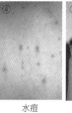 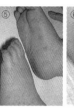 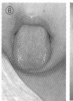 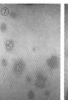 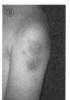

①	② いちご舌	③	④	⑤	⑥	⑦	⑧
じんま疹		突発性発疹	水痘	手足口病①	手足口病②	伝染性膿痂疹	川崎病

図2　発疹の特徴（口絵 1～8，p.ii 参照）

（①③④⑥⑧：馬場直子：症例写真でよくわかる 外来でみる子どもの皮膚疾患．診断と治療社，2006 より）

表1　子どもに多い感染症

病名	病原体	感染経路	流行時期	潜伏期間	治療方法	予防方法
突発性発疹	ヒトヘルペスウイルス 6・7 型	飛沫 経口	特になし	約 10 日	対症療法	特になし
麻疹	麻疹ウイルス	空気 飛沫 接触	特になし	10～12 日	対症療法	MR ワクチン 麻疹ワクチン
風疹	風疹ウイルス	飛沫 接触	特になし	14～21 日 (平均16～18日)	対症療法	MR ワクチン 風疹ワクチン
水痘	水痘ウイルス	空気 飛沫 接触	特になし	2 週間程度 (10～21 日)	抗ウイルス薬 (アシクロビル)	水痘ワクチン
単純ヘルペス感染症	単純ヘルペスウイルス	飛沫 接触	特になし	2～10 日	抗ウイルス薬 (アシクロビル)	特になし
流行性耳下腺炎	ムンプスウイルス	飛沫 接触	特になし	2～3 週間	対症療法	おたふくかぜワクチン
伝染性紅斑	ヒトパルボウイルス B19	飛沫 接触	特になし	4～20 日	対症療法	特になし
手足口病	コクサッキーウイルス A 群 エンテロウイルス	飛沫 経口 接触	夏	3～5 日	対症療法	特になし
咽頭結膜熱	アデノウイルス	飛沫 接触	主に夏	5～7 日	対症療法	特になし
ヘルパンギーナ	コクサッキーウイルス A 群 コクサッキーウイルス B 群	飛沫 経口 接触	夏	2～4 日	対症療法	特になし
インフルエンザ	インフルエンザウイルス	飛沫 接触	主に冬	1～3 日	抗ウイルス薬	インフルエンザワクチン
感染性胃腸炎	ロタウイルス ノロウイルス アデノウイルス	経口	主に冬	1～3 日	対症療法	ロタウイルスワクチン 特になし 特になし
RS ウイルス感染症	RS ウイルス	飛沫 接触	秋から冬	4～6 日	対症療法	ハイリスク児に 特異的抗体
ブドウ球菌感染症	ブドウ球菌	経口 接触	夏が多い		抗菌薬	特になし
溶連菌感染症	A 群溶連菌	飛沫 接触	春先が多い	2～5 日	抗菌薬	特になし
百日咳	百日咳菌	飛沫	特になし	7～10 日	抗菌薬	4 種混合ワクチン 百日咳ワクチン
マイコプラズマ感染症	マイコプラズマ	飛沫 接触	冬が多い	2～3 週間	抗菌薬	特になし
肺炎球菌感染症	肺炎球菌	飛沫	特になし	2～3 週間	抗菌薬	肺炎球菌ワクチン

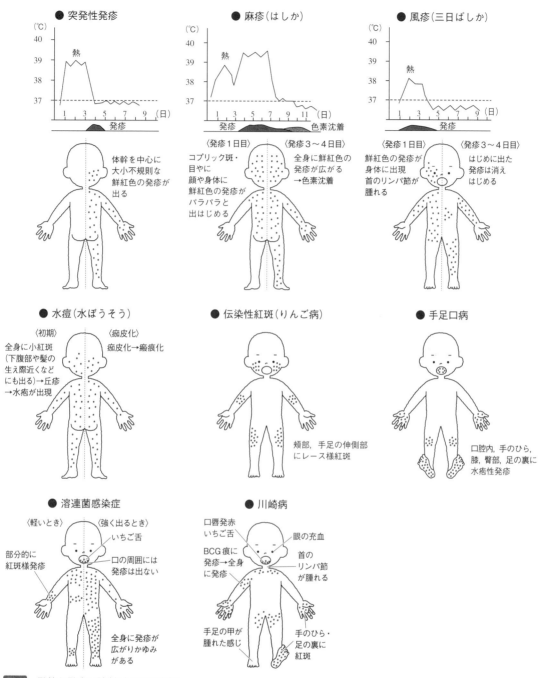

● 突発性発疹

(℃)
40
39　熱
38
37

1　3　5　7　9（日）
発疹

体幹を中心に
大小不規則な
鮮紅色の発疹が
出る

● 麻疹(はしか)

(℃)
40
39　熱
38
37

1　3　5　7　9　11（日）
発疹　　　色素沈着

〈発疹1日目〉
コプリック斑・
目やに
顔や身体に
鮮紅色の発疹が
パラパラと
出はじめる

〈発疹3～4日目〉
全身に鮮紅色の
発疹が広がる
→色素沈着

● 風疹(三日ばしか)

(℃)
40
39
38　熱
37

1　3　5　7　9（日）
発疹

〈発疹1日目〉
鮮紅色の発疹が
身体に出現
首のリンパ節が
腫れる

〈発疹3～4日目〉
はじめに出た
発疹は消え
はじめる

● 水痘(水ぼうそう)

〈初期〉
全身に小紅斑
(下腹部や髪の
生え際近くなど
にも出る)→丘疹
→水疱が出現

〈痂皮化〉
痂皮化→瘢痕化

● 伝染性紅斑(りんご病)

頬部，手足の伸側部
にレース様紅斑

● 手足口病

口腔内，手のひら，
膝，臀部，足の裏に
水疱性発疹

● 溶連菌感染症

〈軽いとき〉

部分的に
紅斑様発疹

〈強く出るとき〉
いちご舌

口の周囲には
発疹は出ない

全身に発疹が
広がりかゆみ
がある

● 川崎病

口唇発赤
いちご舌

BCG痕に
発疹→全身
に発疹

眼の充血

首の
リンパ節
が腫れる

手足の甲が
腫れた感じ

手のひら・
足の裏に
紅斑

図3　発熱と発疹で診断ができる病気

川崎病は p.112 参照.
(小林美由紀：これならわかる！ 子どもの保健演習ノート 改訂第3版追補. 診断と治療社，2019；88 を元に作図)

4)水痘(水ぼうそう)(図2④[2])・帯状疱疹

　発熱と同時に全身に小紅斑，丘疹や水疱ができる．水疱は次第に乾燥してかさぶたになる．発症初期に丘疹や水疱や一部かさぶたがあるなどいろいろな段階の発疹が認められる特徴がある．全部の発疹がかさぶたになると感染しなくなり，その後瘢痕化する．治癒した後，ウイルスが神経節に入り込み，抵抗力が落ちたときに神経に沿って発疹が出てくるのが帯状疱疹である(**表1**，**図3**[3])．

5）単純ヘルペス感染症

口腔に感染すると口唇ヘルペス，歯肉口内炎になる．アトピー性皮膚炎があると，発疹が広がってカポジ水痘様発疹症になることもある（表1）．

6）流行性耳下腺炎（おたふくかぜ・ムンプス）

唾液腺（耳下腺・顎下腺・舌下腺）が痛みを伴って腫れる．発熱は微熱から高熱まで様々で，時に片側のみ腫れることもあり，経過とともに腫れる部位が変化することもある．合併症として髄膜炎があり，思春期以降の感染では，睾丸炎，卵巣炎になると，不妊の原因となる．内耳に感染してムンプス難聴が後遺症となることもある（表1）．

7）伝染性紅斑（りんご病）

頬部，手足の伸側部にレース様紅斑が出現し，発熱は伴わないことも多い．紅斑が出現したときには，感染性がない（表1，図3[3]）．

8）手足口病（図2⑤，⑥[2]）

主に，口，手，足の他，膝，臀部に水疱性発疹を認める．口腔内の水疱の痛みで食べづらくなることがある（表1，図3[3]）．

9）咽頭結膜熱

発熱，咽頭痛，眼瞼結膜の充血を認める．アデノウイルスが原因で，プール熱とよばれることもある（表1）．

10）ヘルパンギーナ

高熱と咽頭痛があり，口蓋垂周辺に水疱ができる（表1）．

11）インフルエンザ

典型的な症状は，突然の高熱，頭痛，関節痛である．子どもではインフルエンザ脳症，高齢者では肺炎の合併が問題となる．A型，B型があり，ともに流行するタイプもいくつかあるので，1シーズンで何度かかかることもある（表1）．

12）感染性胃腸炎

便の色が白色のときはロタウイルスが原因のことが多く，発熱，嘔吐，下痢が激しく，脱水症になりやすい．ノロウイルスやアデノウイルスが原因のときは，腹痛が強い（表1）．

13）RSウイルス感染症

2歳以上では通常の感冒症状だが，乳児では高熱と喘鳴が出て呼吸困難となることがある．秋以降に流行し，早産児やリスクのある乳児では重症となることもあるので，RSウイルスに対する特異的抗体であるシナジス®（パリビズマブ）を定期的に注射する（表1）．

14）肝炎

日本ではA型，B型，C型が多い．A型は衛生状態が悪いところで感染しやすく，急性肝炎となり，発熱，嘔吐，黄疸が出現する．B型は急性肝炎と慢性肝炎があり，主に血液を介して感染する．母子感染では，予防を行わないと保因者となって感染が持続し，慢性肝炎から肝硬変となる．C型は主に血液を介して感染し，慢性肝炎となりやすい．

15）新型コロナウイルス感染症（COVID-19）

2019年中国湖北省武漢市から発生した肺炎の原因とされ，感染経路は飛沫感染が主で接触感染もある．潜伏期間は1〜14日間で，無症状感染が8割と多く，主な症状は，発熱，呼吸器症状，頭痛，倦怠感で消化器症状や味覚・嗅覚障害があることもある．子どもは，感染しづらく，軽症のことが多いとされている．

5 細菌性感染症

1）ブドウ球菌感染症

子どもでは，湿疹や虫さされの痕をかいたところから皮膚に感染し伝染性膿痂疹（とびひ，図2⑦）となって広がることがあり，抗菌薬の服用が必要になる．乳児は全身感染になって重症化することがある（表1）．

2）溶連菌感染症

幼児から児童によくみられ，発熱，発疹，咽頭痛の他，いちご舌が特徴的である．全身感染となったものは猩紅熱といい，かつては法定伝染病だったが，現在は抗菌薬で症状のほとんどは数日で改善する．扁桃腺に菌が残らないように，抗菌薬を一定期間服用する．腎炎やリウマチ熱の合併に注意する（表1，図3[3]）．

3）百日咳

連続した咳と特有の咳発作を繰り返すレプリーゼを特徴とする．ワクチン接種前の乳児は，肺炎となって重症化することがある（表1）．

4）マイコプラズマ感染症

発熱，咳が続き，肺炎や胸膜炎になることや，中耳炎を合併することもある（表1）．

5）肺炎球菌感染症

2歳以下では髄膜炎を起こすことがあり，中耳炎の原因になることもある．高齢者では肺炎となる場合がある（表1）．

6）細菌性腸炎

食中毒として発症することが多い．ブドウ球菌，サルモネラ菌，カンピロバクター，腸管出血性大腸菌などが原因となる．

さらに深める！

感染症の歴史

人類の歴史は感染症との闘いの歴史ともいわれている．紀元前のエジプトのミイラには天然痘や結核の跡が残っているといい，わが国でも奈良時代に天然痘が流行した．14世紀のヨーロッパではペストが，19世紀にはコレラや結核が流行した．

18世紀末からワクチンの開発，抗生物質の発見，栄養状態や衛生状態の改善によって感染症による死亡率は減少し，それに伴い子どもの死亡率も減少した．天然痘は1980年に世界で根絶宣言がされ，コレラはわが国では輸入感染症のみとなり，麻疹も2015年には排除状態であると認められた．

一方，1976年にはエボラ出血熱，1981年にエイズ（AIDS），2003年重症急性呼吸器症候群（SARS），さらに2019年には新型コロナウイルス感染症（COVID-19）など，新興感染症である新たな感染症が出現している．また，抗生物質の多用により薬剤耐性菌が増加していることも今後の課題である．

かつてより人や物の移動が早くなっていることにより，感染症が短期間で広がる可能性が高くなっている．感染症対策では，国際的な協力が欠かせなくなっている．

表2　主な動物由来感染症

動物種（昆虫含む）	主な感染症
犬	パスツレラ症，皮膚糸状菌症，エキノコックス症，狂犬病*，カプノサイトファーガ感染症，コリネバクテリウム・ウルセランス感染症，ブルセラ症，重症熱性血小板減少症候群
猫	猫ひっかき病，トキソプラズマ症，回虫症，Q熱，狂犬病*，パスツレラ症，カプノサイトファーガ感染症，コリネバクテリウム・ウルセランス感染症，皮膚糸状菌症，重症熱性血小板減少症候群
ネズミ，ウサギ	レプトスピラ症，鼠咬症，皮膚糸状菌症，野兎病
小鳥，ハト	オウム病，クリプトコックス症
ウシ，ブタ，鶏	Q熱，クリプトスポリジウム症，腸管出血性大腸菌感染症，トキソプラズマ症，鳥インフルエンザ(H5N1，H7N9)**，炭疽
蚊	ウエストナイル熱*，ジカウイルス感染症，チクングニア熱，デング熱，日本脳炎
ダニ類	ダニ媒介脳炎，日本紅斑熱，クリミア・コンゴ出血熱*，つつが虫病，重症熱性血小板減少症候群

＊：わが国で病原体がいまだ，もしくは長期間発見されていない感染症．＊＊：わが国では患者発生の報告がない感染症．
（厚生労働省：動物由来感染症ハンドブック2021．2021(https://www.mhlw.go.jp/content/10900000/000747958.pdf〔閲覧日：2021.6.9〕）より引用改変）

6　その他の感染症

1）蟯虫（ぎょうちゅう）

成虫はヒトの腸管に寄生し，夜間肛門に産卵する．かゆみがあり，夜間の不眠の原因となる．

2）媒介物感染症（ばいかい）

蚊が媒介するものとして，**日本脳炎，デング熱，ジカウイルス感染症**などがある．犬や野生動物に噛まれて感染する狂犬病や，猫の糞便（ふんべん）から感染するトキソプラズマ症，猫にひっかかれて感染する猫ひっかき病，オウムに口移しで餌をやって感染するオウム病などがある．草地に生息するダニに咬まれて感染する場合や，カメからサルモネラ菌に感染することもある．いずれも，動物との接触歴に注意する（**表2**）[4]．

文献

1）David Male, et al.（eds）：IMMUNOLOGY. 8th ed. Elsevier, 2012
2）馬場直子：症例写真でよくわかる 外来でみる子どもの皮膚疾患．診断と治療社，2006
3）小林美由紀：これならわかる！ 子どもの保健演習ノート改訂第3版．診断と治療社，2012；88
4）厚生労働省：動物由来感染症ハンドブック2021．2021(https://www.mhlw.go.jp/content/10900000/000747958.pdf〔閲覧日：2021.6.9〕)

参考

・国立感染症研究所感染症疫学センターホームページ：https://www.niid.go.jp/niid/ja/from-idsc.html
・東京都感染症情報センターホームページ：http://idsc.tokyo-eiken.go.jp
・厚生労働省：保育所における感染症対策ガイドライン2018年改訂版．2018(http://www.mhlw.go.jp/file/06-Seisaku-jouhou-1190 0000-Koyoukintoujidoukateikyoku/0000201596.pdf〔閲覧日：2021.6.9〕)

確認度
CHECK!

✔ 子どもが感染症にかかったときには，発熱の経過，発疹，その他の症状を記録する．

✔ 季節の流行や周囲の流行に気をつけ，情報を伝える．

✔ 体調が変化した子どもは早めに安静にさせ，必要に応じ医療機関を受診する．

問1　次の文章のうち，（　　　）にあてはまる語句を入れなさい．

① 免疫の種類には，自然免疫の他，感染した病原体を特異的に見分け，同じ病原体が侵入してきたときに効果的に排除する（　　　　）がある．

② すでに他の人または動物で産生された抗体を利用することを（　　　　）という．

③ 母体から新生児に胎盤を通じて渡される抗体は（　　　　）である．

④ 母乳から新生児に渡される抗体は（　　　　）である．

⑤ 感染症の感染経路には，病原体を咳やくしゃみから吸い込む（　　　　）感染，空気中に拡散した病原体を吸い込む（　　　　）感染，口から入る（　　　　）感染，触って感染する（　　　　）感染，感染した動物から感染する（　　　　）感染がある．

問2　次の症状を呈する疾患を答えなさい．

① 乳幼児に好発し，突然38度以上の発熱で発症し，急に解熱すると同時に発疹が現れる．

② 夏季に手のひら，足の裏などに水疱性発疹と口腔内に水疱がみられる．

③ 発熱，咳が続き，頬粘膜にコプリック斑が認められてから全身に発疹が出て，3～4日後，色素沈着を残して治る．

④ 発熱とともに発疹が現れ，最初は赤い紅斑で，やがて丘疹となり，水疱ができる．いろいろな状態の発疹が同時にみられる．

⑤ 発熱と同時に発疹が現れ，体幹，四肢に広がる．頸部のリンパ節が腫れ，妊娠初期に感染すると胎児に異常が生じる．

⑥ 幼児から児童によくみられ，発熱，咽頭痛，いちご舌があり，口の周りを除いたかゆみのある発疹が出る．腎炎の合併に注意する．

⑦ 秋頃から流行し，乳児が感染すると高熱と喘鳴が出現して呼吸が苦しくなることがある．

⑧ 耳下腺などの唾液腺が腫れて痛くなる．髄膜炎を合併することがある．

⑨ 夏場に多く，発熱，咽頭痛，眼瞼結膜の充血を認める．

⑩ 発熱，嘔吐，下痢が激しく，脱水症になりやすい．腹痛が強い場合はノロウイルスやアデノウイルスが原因で，便が白色になる場合はロタウイルスが原因のことが多い．

答え：p.143 参照
パソコンやスマートフォンで「振り返りの問題」を解いてみよう！

●パソコン　→　http://www.shindan.co.jp/thm/2531/kh5-1/html5/index.html

●スマートフォン　→

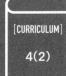
子どもは，感染症にかかることで免疫を育てていきます．しかし，集団での生活においては，流行しないようにする配慮が必要です．子どもの保育においては，感染経路や個々の感染症の特徴を理解しながら，予防を計画的に組み込んでいくことが大切です．

POINT!
- 感染経路による予防方法と，感染者が集団生活を控えるべき期間を理解する．
- 予防接種について理解する．

1 感染経路と対策

　病原体の感染経路には，主に飛沫感染，空気感染，接触感染，経口感染があり，正しい咳エチケット，手洗いを行い，普段から規則正しい生活習慣を身につけることも大切である．

　集団生活をしているときには，定期的に室内の換気を行い，子どもが触る遊具の消毒（**表1**），室内清掃，湿度が下がる冬期は適度な加湿を行い，感染症の流行期には予防についての情報発信を行う．

　小動物が介在する媒介物感染の場合，蚊の駆除など，行政との協力も必要となる．

　母子感染や性感染症に関しては，個別指導で予防することもある．

2 学校感染症

　学校保健安全法施行規則では，学校において予防すべき感染症が第1種から第3種に分けられている．子どもに多い感染症は第2種に分類され，インフルエンザ，百日咳，麻疹，風疹，水痘，流

表1 主な設備の消毒方法

手指	流水，薬用石けんで手洗い後，手指専用消毒液で消毒
汚染した衣類	洗濯後，次亜塩素酸ナトリウム(6%)に30分浸して洗う
ぬいぐるみ	定期的に衣類と同様に洗濯，消毒，日光消毒
哺乳瓶，歯ブラシ	洗った後，次亜塩素酸ナトリウム(1%)につける
おもちゃ，ドアノブ	消毒用エタノールで拭く
トイレ	逆性石けんまたは，消毒用エタノールで拭く

多くの細菌，真菌には消毒用エタノールでよいが，ノロウイルスやB型肝炎ウイルスに対しては次亜塩素酸ナトリウムを用いる．

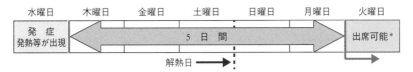

図1 インフルエンザに関する出席停止期間の考え方

＊：幼児の場合，さらに解熱した後3日を経過している必要がある。
（厚生労働省：保育所における感染症対策ガイドライン(2018年改訂版)．2018(https://www.mhlw.go.jp/file/06-Sei-sakujouhou-11900000-Koyoukintoujidoukateikyoku/0000201596.pdf〔閲覧日：2021.6.9〕)より引用改変)

行性耳下腺炎，咽頭結膜熱，結核，髄膜炎菌性髄膜炎があり，出席停止期間の基準がある。保育所や幼稚園でもこの規則を準用することになっている。

- ・インフルエンザ：発症後5日を経過し，かつ解熱後2日，幼児は3日を経過するまで
- ・麻　疹(はしか)：解熱後3日を経過するまで
- ・百日咳：特有の咳が消失するか，5日間の適正な抗菌薬による治療を終了するまで
- ・風　疹：発疹が消失するまで
- ・流行性耳下腺炎(おたふくかぜ)：耳下腺・顎下腺・舌下腺の腫脹が発現した後5日を経過し，かつ全身状態が良好になるまで
- ・水　痘(水ぼうそう)：すべての発疹が痂皮化するまで
- ・咽頭結膜熱(プール熱)：主要症状消退後2日を経過するまで
- ・結　核：医師により感染のおそれがないと認められるまで
- ・髄膜炎菌性髄膜炎：医師により感染のおそれがないと認められるまで

　出席停止期間では，発熱，発症した日と解熱した日は数えない(**図1**)[1]。出席停止期間を過ぎたことを医療機関で診断してもらい，必要に応じて医療機関による**治癒証明書**や**登園許可書**，保護者記入による**登園届**を提出して集団生活に復帰する(**図2**)[1]。

3　予防接種

　予防接種とは，弱毒化したウイルスや細菌でつくられた**生ワクチン**や**不活化ワクチン**，mRNAワクチンなどを接種するもので，病気に対し免疫をつけるために行う。予防接種を行える間隔は，注射生ワクチン接種後に注射生ワクチンを接種する場合は27日以上，その他は，間隔の制限はない。

　現在わが国で施行されている生ワクチンの予防接種は，BCG(結核の予防)，ロタウイルス，麻疹，風疹，水痘，流行性耳下腺炎の6つで，ポリオは2012年より不活化ワクチンとなり，その他の不活化ワクチンは，ジフテリア，百日咳，破傷風，ヒブ(Hib)，肺炎球菌，B型肝炎，日本脳炎，インフルエンザ，ヒトパピローマ(子宮頸がん)，A型肝炎などである。mRNAワクチンは新型コロナウイルスワクチンで行われているが，子どもは12歳以上が対象である。

　予防接種法では，予防接種の意義を理解して積極的に受けるようすすめている**定期接種**と，個人の任意の意思で受ける**任意接種**に分けられる。定期接種は定められた期間内に受けると公費負担となり，任意接種は有料となる。現行のワクチンの分類と接種間隔を**表2**，**図3**[2]に示す。

　予防接種は，以前は集団を対象に行っていた**集団接種**であったが，現在はほとんどが個人の状態にあわせて行う**個別接種**になっている。個別接種では，一人ひとりの健康状態や過去に予防接種で副反応が出たことがあるかなどをチェックし，接種後の副反応への対応も行う。また，ワクチン接種のスケジュール指導も行うことがある。

　予防接種では，複数のワクチンが混合した製剤となっているものもある。DPT-IPVは四種混合ワ

<意見書（医師記入）の参考様式〉　　　　　　　　〈登園届（保護者記入）の参考様式〉

意見書（医師記入）　[参考様式]

保育所施設長　殿

入所児童氏名 _____

　　　　　　　　年　　月　　日生

(病名)　（該当疾患に☑をお願いします）

	麻しん（はしか）※
	インフルエンザ※
	風しん
	水痘（水ぼうそう）
	流行性耳下腺炎（おたふくかぜ）
	結核
	咽頭結膜熱（プール熱）※
	流行性角結膜炎
	百日咳
	腸管出血性大腸菌感染症（O157、O26、O111等）
	急性出血性結膜炎
	侵襲性髄膜炎菌感染症（髄膜炎菌性髄膜炎）

症状も回復し、集団生活に支障がない状態になりました。
　　　年　　月　　日から登園可能と判断します。

　　　　　　　　　　　　　　　　　年　　月　　日

医療機関名 _____

医師名 _____

※必ずしも治癒の確認は必要ありません。意見書は症状の改善が認められた段階で
記入することが可能です。

※かかりつけ医の皆さまへ
　保育所は乳幼児が集団で長時間生活を共にする場です。感染症の集団発症や流行をで
きるだけ防ぐことで、一人一人の子どもが一日快適に生活できるよう、上記の感染症に
ついて意見書の記入をお願いします。

※保護者の皆さまへ
　上記の感染症について、子どもの病状が回復し、かかりつけ医により集団生活に支障
がないと判断され、登園を再開する際には、この「意見書」を保育所に提出して下さい。

登園届（保護者記入）　[参考様式]

保育所施設長殿

入所児童名 _____

　　　　　　　　年　　月　　日生

(病名)　（該当疾患に☑をお願いします）

	溶連菌感染症
	マイコプラズマ肺炎
	手足口病
	伝染性紅斑（りんご病）
	ウイルス性胃腸炎
	（ノロウイルス、ロタウイルス、アデノウイルス等）
	ヘルパンギーナ
	ＲＳウイルス感染症
	帯状疱しん
	突発性発しん

(医療機関名) _____（　　年　月　　日受診）において
病状が回復し、集団生活に支障がない状態と判断されましたので　　年　月　日
より登園いたします。

　　　　　　　　　　　　　　　　　年　　月　　日

保護者名 _____

※保護者の皆さまへ
　保育所は、乳幼児が集団で長時間生活を共にする場です。感染症の集団での発症や流
行をできるだけ防ぐことで、一人一人の子どもが一日快適に生活できるよう、上記の感
染症については、登園のめやすを参考に、かかりつけ医の診断に従い、登園届の記入及
び提出をお願いします。

図2　治癒証明書，登園許可書，登園届の参考様式
（厚生労働省：保育所における感染症対策ガイドライン（2018年改訂版）．2018(https://www.mhlw.go.jp/file/06-Seisakujouhou-
11900000-Koyoukintoujidoukateikyoku/0000201596.pdf〔閲覧日：2021.6.9〕）より）

表2　予防接種の分類と接種間隔

分類	接種するワクチン	次のワクチンとの接種間隔
注射生ワクチン	麻疹風疹混合(MR)，麻疹，風疹，BCG，水痘（定期接種：公費）	接種後，注射生ワクチンを接種するときは，前の接種日を0日として27日以上あける
	おたふくかぜ（任意接種：自費）	
経口生ワクチン	ロタウイルス（定期接種：公費）	制限なし
不活化ワクチン	DPT-IPV 四種混合，DT 二種混合，日本脳炎（定期接種：公費）	制限なし
	ヒブ，小児用肺炎球菌(13価)，ヒトパピローマ(子宮頸がん予防)，B型肝炎，インフルエンザ(高齢者)，肺炎球菌(13価：2か月以上5歳未満，23価：高齢者)（定期接種：公費）	
	インフルエンザ(季節性)，A型肝炎，肺炎球菌(13価：5歳以上，23価：2歳以上)（任意接種：自費）	

図3 2021年4月版予防接種スケジュール（2021年2月作成）

不活化／生	ワクチン名	定期／任意	接種済み☑	接種スケジュール（0歳〜13歳 満年齢）
不活化	B型肝炎（母子感染予防を除く）	定期	□□□	
生	ロタウイルス（飲むワクチン） 1価／5価	定期	1価 □□／5価 □□□	
不活化	ヒブ	定期	□□□□	
不活化	小児用肺炎球菌	定期	□□□□	
不活化	四種混合（DPT-IPV）三種混合・ポリオ	定期	□□□□	
生	BCG	定期	□	
生	MR（麻しん風しん混合）	定期	□□	
生	水痘（みずぼうそう）	定期	□□	
生	おたふくかぜ	任意	□□	
不活化	日本脳炎	定期	□□□□	
不活化	インフルエンザ	任意	毎秋	
不活化	HPV（2価・4価）（ヒトパピローマウイルス）	定期	2価・4価 □□□	
不活化	髄膜炎菌	任意	□	
不活化	渡航ワクチン			

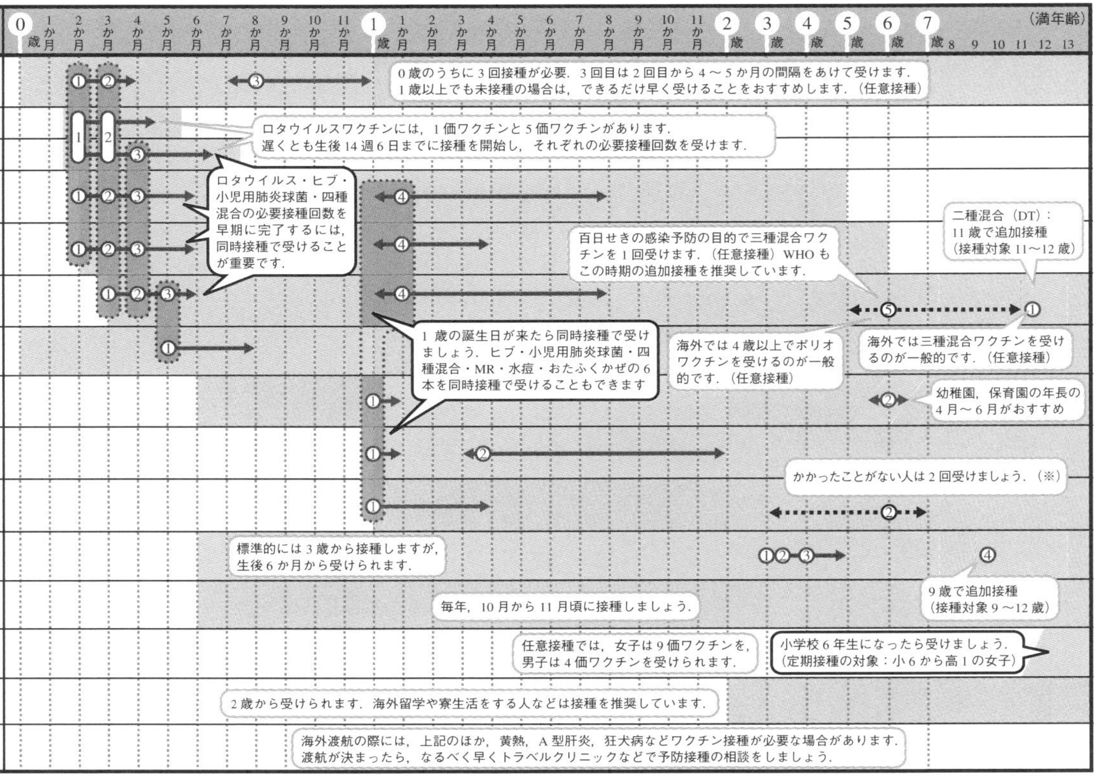

不活化：不活化ワクチン。生：生ワクチン。定期：定められた期間内で受ける場合は原則として無料（公費負担）。任意：多くは有料（自己負担）。自治体によっては公費助成がある。

定期予防接種の対象年齢。　任意接種の接種できる年齢。　同時接種：同時に複数のワクチンを接種することができる。安全性は単独でワクチンを接種した場合と変わりません。国や日本小児科学会も乳幼児の接種を推奨。

▲◆▷ おすすめの接種時期（数字は接種回数）。◆▷ 任意接種の接種回数。　　添付文書に記載のないおすすめの接種時期。　（※）添付文書に記載のないが、接種を推奨。詳しくはかかりつけ医にご相談ください。●異なる種類の注射の生ワクチン同士の接種間隔は最短で4週間（4週間後の同じ曜日から接種可）。

海外渡航の際には、上記のほか、黄熱、A型肝炎、B型肝炎、狂犬病などワクチン接種が必要な場合があります。なるべく早くトラベルクリニックなどで予防接種の相談をしましょう。

（NPO法人 VPDを知って、子どもを守ろうの会：2021年4月版予防接種スケジュール（https://www.know-vpd.jp/dl/schedule_age7.pdf 閲覧日：2021.5.24）より引用改変）

クチンで，ジフテリア（D），百日咳（P），破傷風（T），ポリオ（IPV）の不活化ワクチンで，MR ワクチンは麻疹（M）と風疹（R）の二種混合生ワクチンである．DPT-IPV は基礎免疫をつける I 期では，生後 3 か月以降に 3～8 週間隔で 3 回，1 年後に 4 回目を接種する．DT はジフテリア（D）と破傷風（T）の二種混合で，11 歳頃に 1 回接種する．B 型肝炎ワクチンは 0 歳で 3 回接種が必要で，1 回目の 1 か月後に 2 回目，4～5 か月後に 3 回目を接種する．ヒブワクチン，肺炎球菌ワクチンは生後 2 か月以上で 27 日以上の間隔で 3 回接種し，1 歳以降に 1 回追加接種する．MR ワクチンは，1 歳と小学校入学前の 2 回接種する．水痘ワクチンは 1 歳以上で，3 か月以上の間隔をあけて 2 回接種する．必要な予防接種が増えたことにより，異なるワクチンを同じ診察時に別々の場所に接種する同時接種もしばしば行われるようになった．

　予防接種で予防している感染症は，合併症があったり，後遺症が残ったり，死亡率が高い疾患もある．ヒブワクチン，肺炎球菌ワクチンは，子どもでは髄膜炎を予防する．

　経口で接種するロタウイルスワクチンは生ワクチンのため，接種した児の排泄物にウイルスが混入することがある．接種後 1～2 日は，排泄物の取り扱いに注意する．

　予防接種の副反応で健康被害を受けたときには，予防接種後健康被害救済制度がある．市区町村に申請して審査認定を受けると，医療費以外に障害年金などの支給を受けることができる．

4　母子感染症の予防

母子感染には，子宮内感染である胎内感染と，出産時に感染する産道感染，哺乳により感染する母乳感染がある．胎内感染や産道感染は母親から子どもに感染するので母子感染または垂直感染ともよばれ，通常の個体から個体へ感染する水平感染より合併症を併発して障害をもったり慢性感染となったりしやすいため，予防が大切である．

1）B 型肝炎

母子感染では，産道感染で生まれた子どもの場合，出生後に予防をしないと，細胞内にウイルスが住みついた状態である保因者（キャリア）になる．予防として，出生直後，抗 HBs 免疫グロブリンを投与し，その後にワクチンを 3 回接種する．

2）ヒト T 細胞白血病

キャリアの母親の母乳を飲むことにより，ヒト T 細胞白血病ウイルス I 型（HTLV−1）に感染する．将来，白血病などを発症する可能性があるため，母親がキャリアの場合は人工乳か冷凍母乳を与える．

3）性感染症

母親の性感染症の治療が行われていない場合は，母子感染となる．ヒト免疫不全ウイルス（HIV）のキャリアの母親や梅毒の母親から生まれた子どもは，胎内感染や産道感染で先天性エイズや先天性梅毒となることがある．クラミジア感染症の母親の子どもは，産道感染でクラミジア肺炎になることがある．いずれも妊娠前に治療をしておくことが必要である．

予防接種の変遷

　予防接種の歴史（**表3**）[3,4]は，感染症の流行と副反応の発症や定期接種の導入と関連する．副反応をできるだけ抑えたワクチンの作成と，費用負担を抑える施策によって，接種率は上昇する．予防が普及して感染症の発症がなくなれば，予防接種の必要もなくなる．生まれた時代で接種している予防接種の種類が異なることも，注意しておきたい．

表3　わが国の予防接種の歴史

1849 年	日本ではじめての予防接種である種痘がはじまる
1948 年	予防接種法制定（義務接種，罰則あり） 対象疾患：痘瘡，ジフテリア，腸チフス，パラチフス，発疹チフス，コレラ，百日咳，結核，ペスト，猩紅熱，インフルエンザ，ワイル病の 12 疾患
1954 年	日本脳炎ワクチン勧奨接種
1958 年	対象疾患から猩紅熱を削除．百日咳・ジフテリア混合ワクチンの使用
1960 年	ポリオ不活化ワクチン勧奨接種
1961 年	ポリオ大流行に対し生ワクチン緊急投与
1964 年	ポリオ生ワクチン定期接種となる
1966 年	不活化・生ワクチン併用の麻疹ワクチン開始
1968 年	ジフテリア・百日咳・破傷風混合ワクチン（DPT 三種混合ワクチン）定期接種
1969 年	麻疹ワクチンが弱毒生ワクチン単独接種法に切り替わる
1970 年	腸チフス，パラチフスワクチンの中止
1975 年	DPT ワクチン接種の一時中止，3 か月後に再開するが，接種率減少
1976 年	健康被害救済制度，種痘定期接種の中止
1977 年	風疹定期接種（中学生女子）の開始
1978 年	麻疹定期接種の開始
1981 年	おたふくかぜ生ワクチン（任意接種）の開始 改良 DPT 三種混合ワクチンへの切り替え（百日咳ワクチンの改良）
1986 年	B 型肝炎母子感染防止事業による接種開始
1987 年	水痘生ワクチン開始
1989 年	MMR（麻疹・おたふくかぜ・風疹）ワクチン導入
1993 年	MMR ワクチン接種後の無菌性髄膜炎が問題になり，MMR ワクチン中止
1994 年	予防接種法改正し，義務→勧奨（努力），集団→個別，予診（診療前に既往症や訴えを問診しておくこと）の強化 定期接種：百日咳，ジフテリア，破傷風，ポリオ，麻疹，風疹，日本脳炎，結核 インフルエンザを任意予防接種
2002 年	小 1・中 1 のツベルクリン反応，BCG 再接種廃止
2005 年	MR ワクチンの 2 回接種が開始
2012 年	ポリオワクチンが，生ワクチンから不活化ワクチンへ変更 四種混合ワクチン（DPT-IPV：ジフテリア・百日咳・破傷風・ポリオ不活化混合ワクチン）が導入される
2013 年	ヒブ，肺炎球菌，ヒトパピローマウイルスワクチンが定期接種となる
2015 年	水痘ワクチンが定期接種となる
2016 年	B 型肝炎ワクチンが定期接種となる
2020 年	ロタウイルスワクチンが定期接種となる

（平山宗宏：予防接種の歴史人類の貢献．母子保健情報，2009：59：1-6／齋藤昭彦：過去・現在・未来で読み解く，日本の予防接種制度．週刊医学界新聞第 3058 号，2014 年 1 月 6 日（http://www.igaku-shoin.co.jp/paper/archive/y2014/PA03058_02 〔閲覧日：2021.6.9〕）より引用改変）

‖文献‖

1) 厚生労働省：保育所における感染症対策ガイドライン（2018年改訂版）．2018（https://www.mhlw.go.jp/file/06-Seisakujouhou-11900000-Koyoukintoujidoukateikyoku/0000201596.pdf〔閲覧日：2021.6.9〕）

2) NPO法人VPDを知って，子どもを守ろうの会：2021年4月版予防接種スケジュール．（https://www.know-vpd.jp/dl/schedule_age7.pdf〔閲覧日：2021.5.24〕）

3) 平山宗宏：予防接種の歴史人類の貢献．母子保健情報，2009：59：1-6

4) 齋藤昭彦：過去・現在・未来で読み解く，日本の予防接種制度．週刊医学界新聞 第3058号，2014年1月6日（http://www.igaku-shoin.co.jp/paper/archive/y2014/PA03058_02〔閲覧日：2021.6.9〕）

‖参考‖

・国立感染症研究所：日本の予防接種スケジュール．2021（https://www.niid.go.jp/niid/ja/vaccine-j/2525-v-schedule.html〔閲覧日：2021.6.9〕）

確認度
CHECK!

✓ 学校感染症の出席停止期間は集団生活を控える．

✓ 予防接種で定期接種となっているものは，積極的に受けるようにすすめる．

✓ 母子感染症の予防の仕方を知っておく．

第5章② 振り返りの問題

問1　出席停止期間に関する次の文章のうち，（　　　）にあてはまる語句を入れなさい.

① インフルエンザ：発症後（　　　）日を経過し，かつ解熱後（　　　）日，幼児は3日を経過するまで

② 水痘：すべての発疹が（　　　）化するまで

③ 麻疹：（　　　）後3日を経過するまで

④ 風疹：（　　　）が消失するまで

⑤ 流行性耳下腺炎：耳下腺・顎下腺・舌下腺の腫脹が発現した後（　　　）日を経過し，かつ（　　　）状態が良好になるまで

⑥ 百日咳：特有の（　　　）が消失するか，5日間の適正な（　　　）による治療を終了するまで

⑦ 咽頭結膜熱：主要症状消退後（　　　）日を経過するまで

問2　次の文章のうち，正しいものには○，間違っているものには×をつけなさい.

① 湿度が下がる冬季は適度の加湿を行い，部屋の温度が下がらないよう室内の換気は控える.

② ノロウイルスが疑われる子どもが嘔吐した後の消毒は，消毒用エタノールを使う.

③ 出席停止期間の「解熱した後3日を経過するまで」とは，解熱した日を入れて4日間である.

④ MRワクチンとは，ジフテリア，百日咳，破傷風，ポリオを予防する四種混合の不活化ワクチンである.

⑤ DPT-IPVとは，麻疹と風疹を予防する二種混合の生ワクチンである.

⑥ ヒブの予防接種は，髄膜炎の予防のために行う.

⑦ MRワクチン接種後2週間で，水痘の予防接種を受けてよい.

⑧ 結核の予防接種は，BCGである.

⑨ MRワクチンは定期接種で，2回接種する.

⑩ 同時接種とは，異なるワクチンを混合して接種することである.

答え：p.143 参照
パソコンやスマートフォンで「振り返りの問題」を解いてみよう！

●パソコン → http://www.shindan.co.jp/thm/2531/kh5-2/html5/index.html

●スマートフォン →

第5章② 子どもの病気

子どもの病気
③ 救急疾患の特徴と適切な対応

[CURRICULUM]
4(2)

子どもの救急疾患では，迅速に対応する必要があるため，どんな特徴があって，どのような対応が必要かを知っておくことが大切です．保育の現場では子どもたちに動揺を与えないよう，慌てず皆で手分けしながら協力して行動することも必要となります．

POINT!

● 子どもの救急疾患の特徴とその対応を理解する．

● 重症時の判断と子どもの心肺蘇生法を理解する．

● 救急疾患が重症化しないようにするにはどうしたらよいかを理解する．

1 重症な状態の判断と対応

　事故や怪我をしたときと同様に，子どもが急にぐったりして反応がないときは，まず大声で人を呼び，手分けをして処置をする必要がある．子どもの側には必ず誰かがいるようにし，救急用品を持ってくる人，AED（自動体外式除細動器，automated external defibrillator）を持ってくる人，救急車を呼ぶ人などを分担する．また，屋外や災害のときには，安全な場所に移動してから処置を行うようにする．

　子どもに声をかけたり触ったりしても意識がないときには，呼吸があるかどうかを確認する．平らなところに寝かせて，口や鼻だけでなく胸部の動きも見て，乳児の場合は腹式呼吸のため腹部の動きを見て，呼吸を確認する．呼吸をしているときには，救急車が来るまでの間，急な嘔吐に備えて顔を横向きにして体を半うつぶせ寝にする回復体位にする（図1）[1]．顔色が真っ青になって血圧低下が疑われるときには，足を高くする姿勢にする．

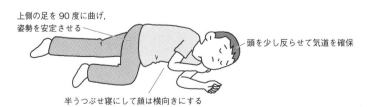

上側の足を90度に曲げ，姿勢を安定させる

頭を少し反らせて気道を確保

半うつぶせ寝にして顔は横向きにする

図1　回復体位
（日本蘇生協議会：JRC蘇生ガイドライン2015オンライン版．2016（https://www.japanresuscitationcouncil.org/wp-content/uploads/2016/04/046cde60f41eae569a6aac3edb80584b.pdf〔閲覧日：2021.5.22〕）を元に作図）

1)子どもの心肺蘇生法

呼吸をしていないときには，心肺蘇生を行う．循環の確保のため胸骨圧迫を最優先で行うが，子どもの場合は，気道閉塞による呼吸停止のことが多いため，研修を受けて可能であれば，さらに気道確保と人工呼吸を行う．

1. C：Circulation（胸骨圧迫）

呼吸をしていないときには子どもを固い床や板に移して胸骨圧迫を行う．胸骨圧迫は，乳児までは指2本または2本の親指で胸部の1/3がへこむくらいの力で圧迫する．幼児以降は片手または両手で行う．胸骨圧迫の回数は，成人と同じ1分間に100〜120回である．AEDがある場合は，救助者が救護者に触れていないことを確認してから，除細動を行う．乳幼児では小児用電極パッド，もしくは小児用モードに替える．除細動後は，再び胸骨圧迫を継続する．

2. A：Airway（気道確保）

意識がなくなると舌根沈下により気道が閉塞するため，寝かせた状態で顎を持ち上げ，前頭部を下方に押して呼吸の通り道を確保する．

3. B：Breathing（人工呼吸）

幼児以降の子どもでは，口対口で鼻をつまんで口から息を吹き込む．乳児の場合，鼻と口の両方に息を吹き込む．感染の予防のため，救助者と救護者が直接触れないで息を吹き込むことができるキューマスク（図2）を用いるとよいが，手元にないときは口と口の間にティッシュペーパーを用いてもよい．人工呼吸は，3〜5秒に1回息を吹き込む．胸骨圧迫と併用する場合は胸骨圧迫30回に対し，2回人工呼吸を行う．救護者が2人いるときには，子どもの場合には胸骨圧迫15回に対し，2回人工呼吸を行う（図3）[2]．

2)ショック時の対応

ショックとは，重要な臓器に血流が保てず機能障害となることで，重度の外傷，多量の出血，重症感染，重度の脱水，アナフィラキシーなどが原因で，急に血圧が下がり意識がなくなることが多い．原因に対する対応をするとともに，床に寝かせて足を高くする．嘔吐によって窒息しないように注意し，意識を失わないように声かけをして，呼吸が止まった場合は心肺蘇生を行う．

2 事故や怪我のときの特徴と対応

1)切り傷，刺し傷，擦り傷

傷からの感染防止のため，傷口を流水で洗って，汚れを取り除く．傷を治す力を抑えないようにするために，消毒液は用いなくてよい（図4）．傷口が大きい場合はガーゼで保護し，外科を受診する．傷口より出血をしているときは，流水で洗う前に清潔な布で押さえて止血する．それでも出血が続くときには，傷口より心臓に近い部分を圧迫する．止血が難しいときは，傷口を圧迫して出血部位を心臓より高くする．水の中で怪我をしたときには，水中より出てタオルで水を拭きとってから止血する．

2)頭部打撲

打撲直後に泣いてしばらくして元気になれば，そのまま様子をみる．ぐったりして泣かなかったり，呼吸がおかしかったり，顔色が悪いときは，救急車を呼ぶ．元気になった後も，嘔吐がないか，目つきや意識状態の変化に注意する．

3)肘内障

幼児が転びそうになって急に腕を引っ張った際などに，痛がって腕を動かさなくなったときは，肘が抜けた状態である肘内障を考える．肘の靭帯から肘の外側の骨がはずれかかることによって起こる．

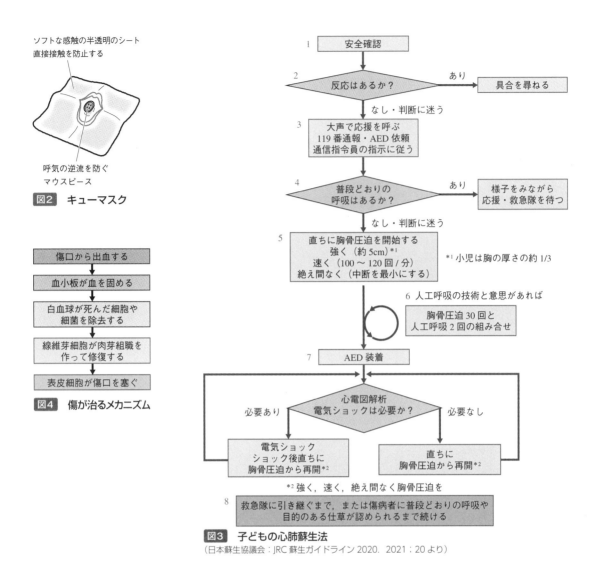

ソフトな感触の半透明のシート
直接接触を防止する

呼気の逆流を防ぐ
マウスピース

図2 キューマスク

傷口から出血する

血小板が血を固める

白血球が死んだ細胞や
細菌を除去する

線維芽細胞が肉芽組織を
作って修復する

表皮細胞が傷口を塞ぐ

図4 傷が治るメカニズム

1　安全確認

2　反応はあるか？　→　あり　→　具合を尋ねる

なし・判断に迷う

3　大声で応援を呼ぶ
119番通報・AED依頼
通信指令員の指示に従う

4　普段どおりの
呼吸はあるか？　→　あり　→　様子をみながら
応援・救急隊を待つ

なし・判断に迷う

5　直ちに胸骨圧迫を開始する
強く（約5cm）*1
速く（100〜120回/分）
絶え間なく（中断を最小にする）

*1 小児は胸の厚さの約1/3

6　人工呼吸の技術と意思があれば

胸骨圧迫30回と
人工呼吸2回の組み合せ

7　AED装着

心電図解析
電気ショックは必要か？

必要あり　　　　　　　　　　必要なし

電気ショック
ショック後直ちに
胸骨圧迫から再開*2

直ちに
胸骨圧迫から再開*2

*2 強く，速く，絶え間なく胸骨圧迫を

8　救急隊に引き継ぐまで，または傷病者に普段どおりの呼吸や
目的のある仕草が認められるまで続ける

図3 子どもの心肺蘇生法

（日本蘇生協議会：JRC蘇生ガイドライン2020．2021：20より）

疑ったときには医療機関を受診し，肘の位置を正しい位置に直してもらう．

4）骨折，脱臼，捻挫

外傷は幼児期になると多くなる．幼児の骨折や脱臼部位は上半身に多い．脱臼と捻挫の違いは，関節面がずれたときを脱臼といい，靭帯などが損傷されたものの関節面の位置がずれていないときを捻挫という．症状は，痛み，腫れで，脱臼や骨折では骨の位置の変形や内出血が認められる．いずれの場合も，受傷部位を動かさないように固定して冷やし，医療機関を受診する．受診するまでは，できるだけ受傷部位を安静にして持ち上げておくとよい．

5）熱傷(やけど)

まず流水で冷やすことが大切で，10〜15分ほど痛みがとれるまで冷やす．流水がないときは，保冷剤で冷やしてもよい．衣類を着ているときは着たままで冷やし，十分に冷えたことを確認するまで衣類を脱がさない．病院受診の際には，受傷した部位をガーゼなどで覆わず，ビニール袋か清潔なラップなどで覆っておく．受傷した部位が黒くなっていたり，熱風を気道に吸い込んだ可能性があるときには，急いで医療機関を受診する．

また，熱傷の皮膚の損傷度は，原因物との接触時間と温度に関係する．湯たんぽや電気カーペット

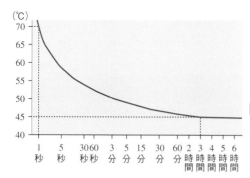

図5　接触物の温度と接触時間による皮膚の損傷
70℃に1秒接触したときと45℃に3時間接触したときと，皮膚の損傷は同じになる．
(Moritz AR, et al. : Studies of Thermal Injury : II. The Rel ative Importance of Time and Surface Temperature in the Causation of Cutaneous Burns. Am J Pathol 1947 : 23(5) : 695-720 より引用改変)

など，睡眠時に体温より高い温度のものが同一部位に長く接していると低温熱傷になることがあるので，注意する(図5)[3]．

6)電撃傷

　子どもが感電したときには，電源スイッチを切るか，救助者が絶縁体の上に乗って木製のものか乾いたタオルなどを用いて子どもを電源から離す．受傷部位を10分以上，流水で冷やす．

7)誤飲

　乳児は手に取ったものを何でも口にもっていく習慣がある．また，幼児は大人が飲んでいるものを見ていて真似するので，誤飲の頻度が高い．最も多いのはタバコで，次いで医薬品である(表1[4]，図6[4])．医療機関に連れていくときは，誤飲したものと同じものがあれば持参する．誤飲物の種類によって吐き出させてよいものと悪いものがあるので，注意する(表2)．大きなものを誤飲して食道に留まったときには，医療機関で除去してもらう．ボタン電池は消化管穿孔の危険があるため，磁石付カテーテルで除去する．

8)誤嚥

　経口摂取していたものや嘔吐したものが，気道に入ることを誤嚥という．何かを食べているときに突然咳き込み，喘鳴が聞こえたときには誤嚥を疑う(図7)．子どもで最も多い誤嚥はピーナッツなどの豆類である．誤嚥を起こしたときには，背中を叩いて誤嚥物の排出を促す．

　気道の入口が閉塞したときは，窒息状態となる．幼児以上では首に手を当てて声が出なくなるチョークサイン(図8)がみられたら，急いで誤嚥物の排出を行わなければならない．背中を叩いても出ないときには，後ろに回って腹部突き上げ法を行う(図9)[5]．

9)溺水

　口の中の水を外に出し，体が冷えすぎないように，着替えさせて温める．呼吸していないときは，心肺蘇生を行う．AEDを用いるときには体をタオルで拭き，床が濡れていない場所に移動してから作動する．

10)熱中症

　熱中症とは，高温多湿な場所で運動を行ったときや，乳幼児では過度の厚着や炎天下の車内に放置したときに発症する熱性障害のことである．急に暑くなったときや，風が弱くて気温が高いときには特に注意する．屋外で活動するときは定期的に休憩し，塩分を含む水分を補給する．体温調節は保たれているが，発汗による脱水を認める場合は，涼しいところに連れて行き塩分と水分を補給する．高度の脱水，発熱，中枢神経障害をきたしたときには，衣服を脱がせて水で湿らせたスポンジで体を拭き，救急車を呼ぶ(図10)[6]．

11)心臓震盪

　子どもは胸壁が未熟なため，ボールなどが心臓に強打すると心臓震盪となって突然死することがあ

表1 年度別・家庭用品などにおける子どもの誤飲事故述べ報告件数（上位10品目）

	2016 年度	件数	％	2017 年度	件数	％	2018 年度	件数	％
1	タバコ	147	20.2	タバコ	147	23.0	タバコ	130	20.8
2	医薬品・医薬部外品	108	14.8	医薬品・医薬部外品	92	14.4	医薬品・医薬部外品	109	17.4
3	プラスチック製品	72	9.9	食品類	72	11.3	食品類	77	12.3
4	食品類	61	8.4	プラスチック製品	63	9.8	玩具	67	10.7
5	玩具	52	7.1	玩具	61	9.5	プラスチック製品	44	7.0
6	金属製品	42	5.8	金属製品	27	4.2	金属製品	41	6.5
7	硬貨	32	4.4	電池	22	3.4	硬貨	19	3.0
8	洗剤類	29	4.0	洗剤類	14	2.2	洗剤類	18	2.9
9	電池	23	3.2	化粧品	14	2.2	文具類	16	2.6
10	文具類	18	2.5	文具類	12	1.9	電池	11	1.8
	上位 10 品目　計	584	80.2	上位 10 品目　計	524	81.9	上位 10 品目　計	532	85.0
	総　数	728	100.0	総　数	640	100.0	総　数	626	100.0

（厚生労働省医薬・生活衛生局：2018 年度家庭用品等に係る健康被害病院モニター報告. 厚生労働省, 2019(http://www.nihs.go.jp/mhlw/chemical/katei/hospital/H30.pdf〔閲覧日：2021.5.22〕)より引用改変）

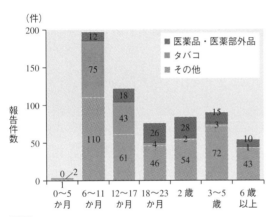

図6 年齢別誤飲事故報告件数
（厚生労働省医薬・生活衛生局：2018 年度家庭用品等に係る健康被害病院モニター報告. 厚生労働省, 2019(http://www.nihs.go.jp/mhlw/chemical/katei/hospital/H30.pdf〔閲覧日：2021.5.22〕)より引用改変）

表2　誤飲物による対応の違い

各種洗剤・漂白剤 （トイレ・台所・洗濯用）	水か牛乳を飲ませるが吐かせない
タバコ	何も飲ませず吐かせる
電池	吐かせず医療機関へ
灯油・ガソリン・ベンジン	何も飲ませず吐かせない
マニキュア・除光液	
液体蚊とり	
しょうのう・防虫剤	
成人の薬	医療機関に問い合わせる

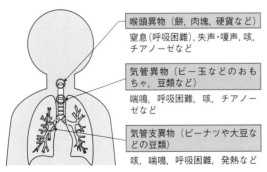

図7　誤嚥物の停留場所と症状

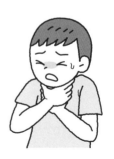

図8　チョークサイン

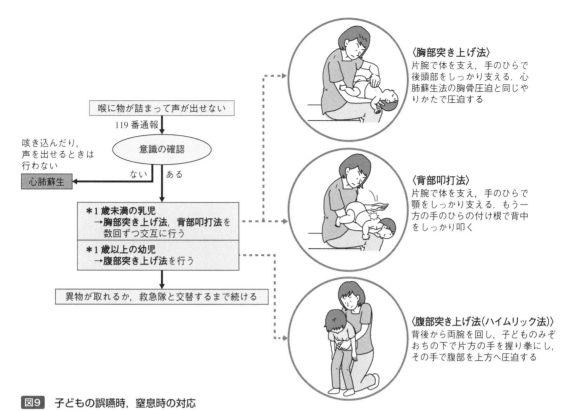

図9 子どもの誤嚥時，窒息時の対応
（日本小児呼吸器学会，日本小児救急医学会：気道異物事故予防ならびに対応パンフレット．日本小児呼吸器学会，日本小児救急医学会，2013
（http://jspp1969.umin.jp/ind_img/cc03.pdf〔閲覧日：2021.5.22〕）を元に作図）

第5章③ ＝子どもの病気

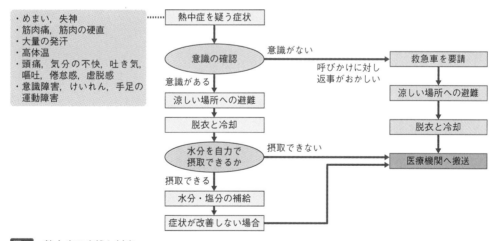

図10 熱中症の症状と対応
（環境省：熱中症環境保健マニュアル 2018．2018；24（http://www.wbgt.env.go.jp/pdf/manual/heatillness_manual_full_
high.pdf〔閲覧日：2021.5.22〕）より引用改変）

る．疑われた場合は，胸骨圧迫をしながら AED を使用し，救急車を呼ぶ．

12）食中毒

食中毒は保健所に届け出る必要があり，同時期に集団発生して気づくことが多い．原因となる菌や
ウイルスによって異なるが，主な症状は，嘔吐，下痢，腹痛，発熱など胃腸炎の症状で，脱水症にな
らないか気をつける．

ボツリヌス菌は産生した毒素で食中毒となる．1歳未満の場合，はちみつに混入した芽胞が増殖して発症することがあるため，乳児にははちみつを与えない．

3 急性疾患による救急対応

1)乳幼児突然死症候群(SIDS：sudden infant death syndrome)

今まで元気にしていた乳幼児が何の前触れもなく睡眠中に死亡する病気で，呼吸中枢の未熟性によって睡眠時の無呼吸から覚醒する反応が遅れるために起こると考えられている．リスク要因として，うつぶせ寝，非母乳栄養，家庭内の喫煙があげられている．

2)髄膜炎

髄膜は脳と脊髄を覆う膜で，髄膜に病原体が感染すると髄膜炎となり，発熱，嘔吐，頭痛，項部硬直を認める．ウイルス性より細菌性髄膜炎のほうが重症になりやすく，また後遺症が残りやすいため，速やかに医療機関を受診する．乳児に接種するヒブワクチンと肺炎球菌ワクチンは，髄膜炎を予防するために行う．

3)脳炎・脳症

髄膜炎と同様の症状である発熱，頭痛，嘔吐の他に意識障害やけいれんを起こす．子どもの場合，インフルエンザ発症後にインフルエンザ脳症となって重症化することがあるため，インフルエンザ発症後48時間は1人にせず，意識状態が通常と異なるときには医療機関に連れて行く．

4)てんかん

てんかんでは，発作的にけいれんや意識障害などを反復して起こす．発作があり，脳波に発作波があれば抗けいれん薬を服用する．けいれんがあっても，熱性けいれんや泣き入りひきつけでは脳波異常は認めない．けいれん時は意識がないことが多いため，安全な場所で顔を横に向けて寝かせ，嘔吐したときには窒息しないように嘔吐物を取り除く．はじめてのけいれんや，けいれんが5分以上続くときには，医療機関に連れて行く．

5)心筋梗塞

心臓に栄養と酸素を与えている冠動脈が血栓などで閉塞すると，心筋梗塞となる．成人は動脈硬化が原因で心筋梗塞を起こすことがあるが，子どもは川崎病の後遺症が原因であることが多い．心筋梗塞になると突然激しい胸痛を訴え，乳幼児では顔面蒼白，不機嫌になる．心筋梗塞になると，心筋に血液が送られず壊死して心筋障害となるため，疑った場合は急いで医療機関に連れて行く(図11)．

6)肺炎

気管支炎が進行すると気管支肺炎となる．発熱が続き，咳嗽がひどくなり，胸部X線で肺炎像を認める．細菌性肺炎では膿性の痰が出て，ひどくなると1つの肺葉全体に膿がたまる膿胸となることがある．また，マイコプラズマ肺炎では間質性肺炎となる．ウイルス性肺炎でなければ適切な抗菌薬の投与が必要となる．酸素吸入が必要になったり水分を取れなくなったら，入院治療が必要になる．

7)喉頭炎

クループともいい，吸気性喘鳴，犬吠様咳嗽，嗄声を症状とする．かつては重症化する細菌性によるものがあったが，最近はウイルス性がほとんどで数日で回復する．呼吸障害が強いときには，気管支拡張薬や喉頭浮腫を軽減する薬剤を吸入する．

8)細気管支炎

乳児に好発し，呼気性喘鳴，多呼吸が起こる．RSウイルスが原因のことが多く，急速に呼吸困難が進行することもある．呼吸困難になると，呼吸が早くなり，胸がへこむ陥没呼吸や，苦しくて横に

なれない，声が出しづらいなどの症状が出てくるため，早めに医療機関に連れて行く．

9）虫垂炎

いわゆる「盲腸」のことで，典型的な症状は右下腹部に圧痛があるが，幼児では発熱し，腹膜炎となってから気づかれることも多い．抗菌薬の投与で回復しないときには，手術で虫垂の摘出が必要となる．

10）脱水症

子どもの**急性胃腸炎**では，発熱，嘔吐，下痢を伴うことが多く，脱水症に注意する．乳幼児がよく感染する**ロタウイルス**による場合は，白色便下痢となり，脱水症になりやすい．脱水症になると，尿量が減り，皮膚の張りがなくなる．塩分，糖分を含む水分を補給するが，尿が出ないくらいに脱水症が進行した場合は，医療機関で点滴などの治療が必要である．

11）腸重積

乳幼児が突然激しく泣いて急に泣き止むことを繰り返し，顔色が悪くなる，嘔吐，いちごジャム状の血便が出現，腹部に触ると激しく痛がるソーセージ様の腫瘤がみられたら，腸重積を疑う．腸重積は，何らかの原因で小腸が大腸に入り込んでもとに戻らなくなって，腸閉塞の状態になる病気（図12）で，初期は造影剤や空気による注腸で整復できるが，診断が遅れると腸管が壊死し，開腹手術と

さらに深める！ 🔟➡ ## 心肺蘇生法の変遷

心肺蘇生法（CPR：Cardio-Pulmonary Resuscitation）の胸骨圧迫（心臓マッサージ），人工呼吸，電気的除細動の3つの手技が確立したのは1960年代である．当初CPRは医療スタッフが行うもので，一般市民は救急車を呼んで待っているだけだった．救急車の到着前から一般市民が行うCPRの重要性が認識され，ガイドラインができたのは1970年代以降である．CPRにおけるガイドラインの変遷を表3に示す．

表3 心肺蘇生法ガイドラインの変遷

年	名称	主な内容
1974	米国心臓協会（AHA）ガイドライン	CPRのガイドラインがはじめて出され，気道確保（Airway），人工呼吸（Breathing），心臓マッサージ（Circulation）の順に行うことが示された
1986	AHAガイドライン	意識の確認，助けを呼び，気道確保，人工呼吸（口対口）2回後，頸動脈触知がなければ心臓マッサージを行う
1992	AHAガイドライン	迅速な連絡，迅速なCPR，迅速な除細動を行う
2000	AHAガイドライン	口移しの人工呼吸は2秒かけて行う．胸骨圧迫は100回/分．胸骨圧迫と人工呼吸とを併用するときは，胸骨圧迫：人工呼吸は15：2，小児は5：1
2005	国際蘇生連絡委員会（ILCOR）ガイドライン	迅速な除細動，胸骨圧迫：人工呼吸は30：2，小児はまず2回の人工呼吸を行い，胸骨圧迫：人工呼吸を30：2で2分間行ってから除細動
2010	日本蘇生協議会（JRC）ガイドライン	成人も小児もまず胸骨圧迫を行う．小児の胸骨圧迫は胸の厚さの1/3まで圧迫する
2015	JRCガイドライン	成人の場合，胸骨圧迫は5〜6cm，1分間のリズムは100〜120回/分，胸をしっかり元に戻す，中断はできるだけ短く，呼吸の確認に迷ったら，すぐに胸骨圧迫を行う．人工呼吸は，訓練した者が到着したら気道確保をして行う
2020	JRC蘇生ガイドライン	成人の呼吸停止に対する補助呼吸は6秒に1回，小児は2〜3秒に1回．乳児の胸骨圧迫は2本の指もしくは2本の親指で圧迫する

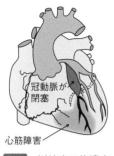

心筋障害

冠動脈が閉塞

図11 川崎病の後遺症による心筋梗塞

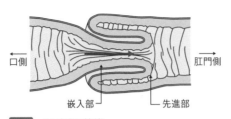

口側　肛門側

嵌入部　先進部

図12 腸重積の状態

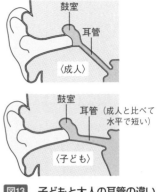

鼓室　耳管

〈成人〉

鼓室　耳管（成人と比べて水平で短い）

〈子ども〉

図13 子どもと大人の耳管の違い

なって腸管を切除しなければならなくなる.

12）尿路感染症

尿路感染症とは，尿道，膀胱，腎盂までの感染症である．膀胱炎の場合は頻尿や排尿痛があるが，幼少時では症状がはっきりせず，発熱して腎盂腎炎になってから気づかれることも多い．腎盂腎炎では，入院による治療が必要となる．繰り返すときには膀胱尿管逆流による場合もあり，手術などによる治療が必要になる.

13）急性中耳炎

成人と比べ，子どもは耳管が水平で短く（**図13**），咽頭からの感染が多いため，急性中耳炎になりやすい．耳痛，発熱があり，鼓膜穿孔する（鼓膜に穴があいた状態）と耳垂れが出てくる.

|文献|

1）日本蘇生協議会：JRC 蘇生ガイドライン 2015 オンライン版．2016（https://www.japanresuscitationcouncil.org/wp-content/uploads/2016/04/046cde60f41eae569a6aac3edb80584b.pdf〔閲覧日：2021.5.22〕）
2）日本蘇生協議会：JRC 蘇生ガイドライン 2020 オンライン版．2021：57
3）Moritz AR, et al.：Studies of Thermal Injury：II. The Relative Importance of Time and Surface Temperature in the Causation of Cutaneous Burns. Am J Pathol 1947；23（5）：695-720
4）厚生労働省医薬・生活衛生局：2018 年度家庭用品等に係る健康被害病院モニター報告．厚生労働省，2019（http://www.nihs.go.jp/mhlw/chemical/katei/hospital/H30.pdf〔閲覧日：2021.5.22〕）
5）日本小児呼吸器学会，日本小児救急医学会：気道異物事故予防ならびに対応パンフレット．日本小児呼吸器学会，日本小児救急医学会，2013（http://jspp1969.umin.jp/ind_img/cc03.pdf〔閲覧日：2021.5.22〕）
6）環境省：熱中症環境保健マニュアル 2018．2018：24（http://www.wbgt.env.go.jp/pdf/manual/heatillness_manual_ full_high.pdf〔閲覧日：2021.5.22〕）

確認度 CHECK!

✔子どもの救急疾患で重症と判断した場合は，人を集めて手分けして対応する.

✔子どもの心肺蘇生の手順は，成人と基本的には同じだが，胸骨圧迫の仕方や人工呼吸の仕方が異なる．成人と子どもの違いを確認しておく.

✔子どもの急性疾患の救急対応について確認する.

第5章③ 振り返りの問題

問1 次の文章のうち，正しいものには○，間違っているものには×をつけなさい．

① 呼吸がないときは，まず胸骨圧迫を最優先で行う．

② 怪我をして出血しているときには，まず傷口を洗い流す．

③ 誤飲したときは，まず吐かせる．

④ 誤嚥したときは，まず水を飲ませる．

⑤ 服を着た上から熱湯を浴びたときには，まず服を脱がせる．

⑥ 熱中症が疑われたときには，まず水を飲ませる．

⑦ 捻挫したときには，まず冷やす．

⑧ 熱傷は，接触したものが50度以下であれば心配ない．

⑨ 誤嚥時の対応として，1歳未満の乳児には腹部突き上げ法を行う．

⑩ 子どもの誤飲で最も多いのは，タバコである．

問2 次の文章を読み，子どもの急性疾患の病名，外傷名を答えなさい．

① 突然激しく泣いて急に泣き止むことを繰り返し，顔色が悪くなる，嘔吐，いちごジャム状の血便が出現した．腹部を触ると激しく痛がり，医療機関で至急治療が必要となった．

② 幼児の腕を急に引っ張ったら，痛がって腕を動かさなくなった．「肘が抜けた」状態．

③ 右下腹部に圧痛を訴えた．

④ ピーナッツを食べていたら，急に咳き込み，喘鳴が聞こえ出した．

⑤ 発熱があり，耳の痛みを訴え，耳垂れが出てきた．

答え：p.143参照
パソコンやスマートフォンで「振り返りの問題」を解いてみよう！
●パソコン → http://www.shindan.co.jp/thm/2531/kh5-3/html5/index.html
●スマートフォン →

第5章③ 子どもの病気

子どもの病気
④ 新生児の病気，新生児期にわかる 先天性の病気の特徴と対応

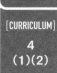

[CURRICULUM]
4
(1)(2)

母親の胎内で守られていた子どもは，出生後，外の環境に適応していく過程で新生児特有の病気になることがあります．また，医療の発達により早産児や低出生体重児の多くが救命できるようになりましたが，その後の発達においては様々な配慮が必要となります．新生児期には先天性の病気が明らかになることも多く，正しい診断と対応が必要となります．

POINT!
- 新生児特有の病気と対応を知る．
- 早産児や低出生体重児の定義と対応を知る．
- 新生児期にわかる主な先天性の病気と対応を知る．

1 早産児と低出生体重児とは

早産児は妊娠 37 週より前に生まれた新生児のことで，低出生体重児は出生体重が 2,500g 未満で生まれた新生児のことである．母子保健法では「身体の発育が未熟のまま出生した乳児」を未熟児と定義されているが，医学的には「早産児」や「低出生体重児」が使われている．早産児や低出生体重児となる原因として，母親の妊娠高血圧症候群（妊娠中毒），子宮内感染症，多胎妊娠，胎児の先天性疾患などがある．

早 産 児 ：妊娠 37 週未満で出生した児（図1）
超 早 産 児 ：妊娠 22 週以上 28 週未満に出生した児（図1）
低出生体重児 ：出生体重 2,500 g 未満の児（図2）
極低出生体重児：出生体重 1,500 g 未満の児（図2）
超低出生体重児：出生体重 1,000 g 未満の児（図2）

予定日より早く生まれるほど，出生体重が小さいほど，新生児の病気になりやすい．

2 新生児の病気

1) 新生児仮死の診断

出生後呼吸循環系が正常に機能しない状態を仮死という．この状態の評価として，アプガースコア（Apgar Score，表1）[1]がある．このスコアが 7〜10 点を正常，4〜6 点を軽症仮死，0〜3 点を重症仮死という．アプガースコアが低いときは吸引，酸素投与，心肺蘇生などの処置が必要となり，回復

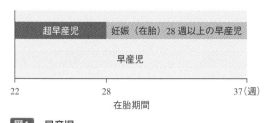

図1 早産児

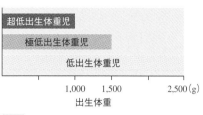

図2 低出生体重児

表1 アプガースコア(Apgar Score)

評価項目		0点	1点	2点
皮膚の色	Appearance(外見)	全身蒼白(全身が青みがかっている)	体はピンク色だが,手や足は青みがかっている	全身がピンク色
心拍数	Pulse(脈拍)	脈が触れない	毎分100回未満	毎分100回以上
鼻への刺激に対する反射(指またはカテーテルでさわる)	Grimace(顔しかめ)	刺激に反応しない	顔をしかめる	くしゃみ,咳をする
筋肉の緊張度(筋緊張)	Activity(活動性)	ぐったりしており,動かない	腕と脚をやや曲げる	活発に動く
呼吸	Respiration(呼吸)	呼吸していない	不規則でゆっくりした呼吸	強く泣いている

5つの項目についてそれぞれ0〜2点の点数をつける. 生後5分の合計点が7〜10点で正常, 4〜6点は軽症仮死, 0〜3点は重症仮死.
(Merck Sharp & Dohme Corp. : MSDマニュアル家庭版. (https://www.msdmanuals.com/ja-jp/ ホーム /23- 小児の健康上の問題 / 新生児および乳児のケア / 新生児に行う出生時ケア #v813488_ja〔閲覧日：2021.6.9〕)より引用改変)

に時間がかかった場合, 脳に障害を残すこともある.

2)黄疸

新生児は, 出生後に赤血球が胎児型から成人型に変わるため, 胎児型赤血球の分解物であるビリルビンが上昇し, 皮膚や眼球結膜が黄色くなる黄疸が起こる. 出生後まだ肝臓が未熟なときに黄疸がひどくなると, 脳細胞にもビリルビンが沈着して障害が残る可能性がある. 基準値以上にビリルビンが上昇した場合は, 光線療法などを行う.

3)新生児の出血傾向

新生児は腸内細菌叢が十分できていないため, 凝固因子の生成に関わるビタミンKが欠乏して凝固異常となり, 消化管から出血する新生児メレナや頭蓋内出血を起こす危険がある. そのため出生直後と生後4〜5日目, さらに母乳栄養の場合には, 生後1か月以降もビタミンKを予防的に投与する.

4)低体温

出生体重が少ないほど体温を保つことが難しいため, 保育器に入れ, 低体温にならないようにする.

5)低血糖

早産児や低出生体重児は低血糖になりやすいため, 後遺症を残さないように早期発見をして糖分を補給する. 出生後すぐの場合は点滴で糖水を入れ, その後も哺乳力が弱い場合は, 胃にチューブを入れて搾乳した母乳またはミルクを注入する.

6)呼吸障害

早産児は肺の発達が未熟なため, 酸素投与や人工呼吸をしなければならないことがある. 長期に人工呼吸器を使用した場合は, 呼吸障害が残ることがある.

7)未熟児無呼吸発作

早産児, 低出生体重児は呼吸中枢が未熟なため, 無呼吸になることがしばしばある. 睡眠中は特に

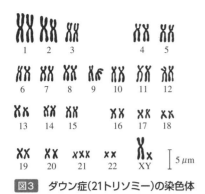

図3 ダウン症(21トリソミー)の染色体

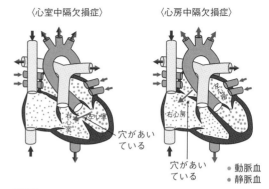

図4 心室中隔欠損症と心房中隔欠損症
(稲沢潤子:難病の子どもを知る本2 心臓病の子どもたち. 大月書店, 2000;8-9を元に作図)

なりやすいため，酸素飽和度モニターで監視し，無呼吸になったときには刺激をして呼吸を促す.

8)未熟児網膜症

早産児は，網膜の血管発育の未熟性や呼吸障害から，網膜剥離になることがある. 早期から眼科治療を行い，視力低下にならないようにする.

3 新生児疾患への対応

早産児では，発育に対応する発達を促す. 合併症がある場合は，医療機関や療育施設と連携する.

4 染色体異常症

染色体とは，生物の体を構成している細胞の核の中に存在する. この染色体の数や構造が異常となるのが染色体異常症である. 染色体異常症には多種類あるが，常染色体の21番染色体が1本多いダウン症(21トリソミー，**図3**)が最も多い. 他には18トリソミー，13トリソミーなどがあり，筋力の低下や特徴的顔貌により診断されることが多い.

染色体異常が認められた場合には，先天性心疾患，難聴，甲状腺疾患，血液疾患，消化管疾患が合併していないか注意する. 運動発達や知的発達の遅れが認められるが，合併症の有無や，療育指導がその後の発達に影響することが多い. 染色体異常症では，診断がついたときには合併症の検索とその治療を行いながら，家族，本人への療育支援を行うことが大切である.

5 先天性心疾患

母体内で心臓に障害が起きると先天性心疾患となる. 最も多いのが心室中隔欠損症，次いで心房中隔欠損症である(**図4**)[2]. 心室中隔欠損症は心臓の右心室と左心室の間を隔てる心室中隔に，心房中隔欠損症は右心房と左心房を隔てる心房中隔に，生まれつき穴(欠損孔)があいている. 自然閉鎖のこともあるので経過観察をするが，心不全になって内科的治療で改善しないときや，酸素が足りないチアノーゼ型心疾患の場合は手術を行う.

心不全では多呼吸，哺乳困難，発育障害が認められ，むくみが出てくると悪化するので，体重測定

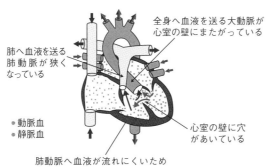

全身へ血液を送る大動脈が
心室の壁にまたがっている

肺へ血液を送る
肺動脈が狭く
なっている

● 動脈血
● 静脈血

心室の壁に穴
があいている

肺動脈へ血液が流れにくいため
右心室の壁が厚くなる

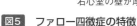
図5 ファロー四徴症の特徴
心室中隔欠損を通して右心室から大動脈へ酸素の低い血液が流れるため，チアノーゼが生じる．
（稲沢潤子：難病の子どもを知る本 2 心臓病の子どもたち．大月書店，2000；8-9 を元に作図）

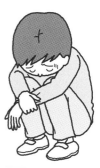
図6 膝胸位

を頻繁に行いながら水分制限をする．
　口唇や指先が紫色となるチアノーゼ型の代表は，ファロー四徴症である（図5）[2]．乳児では泣いて反り返らないように注意し，酸素が足りなくなるチアノーゼ発作が起きたときには，幼児は体を丸めて膝と胸をつけるような膝胸位の姿勢にする（図6）．

6 先天性消化器疾患

1）先天性肥厚性幽門狭窄症

　生後1か月頃，嘔吐を繰り返し，右季肋部にオリーブ大の腫瘤を触れ，体重減少になるときは，胃から十二指腸の入り口である幽門部が肥厚して狭くなっている先天性肥厚性幽門狭窄症の可能性がある．その場合は，肥厚している部分を拡げる手術を行う必要がある．

2）先天性胆道閉鎖症

　先天性胆道閉鎖症の場合，生後1か月を過ぎても黄疸が遷延し，白色の無胆汁便が出る．手術で胆道再建術を行うが，それでも半数は肝硬変となるため肝移植が必要となることが多い．

7 先天性神経疾患

1）二分脊椎

　脊髄の形成に異常が生じる先天性の病気で，背骨の中にあるべき脊髄が骨の外にあるため様々な症状，障害が引き起こされる．下半身の運動障害や排泄障害が最も多いが，脊髄が露出しているときは早期に手術が必要となる．

2）水頭症

　脳組織を流れている髄液の流れが悪くなり脳圧が高くなる病気で，髄液が流れるよう脳圧を下げる手術が必要となる．先天的な脳の形成障害の場合は，先天性水頭症になることがある．

8 先天性代謝異常症，先天性内分泌異常症

　食事から摂取した栄養素を体に必要な物質に変化させる反応である代謝が先天的にうまく行えない病気である先天性代謝異常症や，体に必要なホルモンが足りない病気である先天性内分泌異常症は，

表2 マススクリーニングで発見される主な疾患の頻度

	疾患	頻度	検査方法
代謝異常症	フェニルケトン尿症 （ビオプテリン欠乏症*）	1：6万 （1：158万）	ガスリー法 HPLC法 酵素法
	メープルシロップ尿症	1：50万	
	ホモシスチン尿症	1：80万	
糖質代謝異常症	ガラクトース血症（全体）** （1型） （2型）	1：3万 （1：80万） （1：60万）	ボイトラー法 ペイゲン法 酵素法
内分泌異常症	先天性甲状腺機能低下症***	1：3,000	ELISA法
	先天性副腎過形成症	1：2万	

＊：ビオプテリン欠乏症は，いわゆる「悪性高フェニルアラニン血症」．＊＊：ガラクトース高値の多くは酵素欠損でなく，門脈奇形やシトリン欠損症などの2次性のもので，真の先天性ガラクトース血症は極めてまれである．＊＊＊：先天性甲状腺機能低下症が最も頻度が高く，治療費も安価なので費用対効果がすぐれている．
（山口清次：タンデムマス導入による新生児マススクリーニング体制の整備と質的向上に関する研究．厚生労働科学研究，2012；9より引用改変）

生後4～5日目に新生児全員の採血を行うマススクリーニングで発見される．早期に診断することで，その後の知的障害などの障害を予防できるようになった．代謝異常症では，特殊ミルクによる治療を行い，内分泌異常症の一つである甲状腺ホルモンの分泌が先天的に不足するクレチン病（先天性甲状腺機能低下症）では，ホルモン補充療法を行う（表2）[3]．

さらに深める！ 出生前診断の課題

　出生前診断とは，胎児の遺伝性疾患，先天的障害の有無を診断することである．母体血液検査，羊水検査，超音波検査などがある．

　母体血液検査は染色体異常症などの一部疾患である可能性の有無がわかるだけなので，確定診断のためには羊水検査が必要となる．羊水検査では流産や出血，感染のリスクがあり，また，出生前診断で胎児の病気や障害のすべてがわかるわけではない．

　2013年より，母体血液検査の精度が上がったとして新型出生前診断を実施することが可能になったが，確定するためには羊水検査が必要であることには変わりはない．また，母体保護法に定められた要件では胎児の先天異常を理由に中絶することはできないことを知っておく必要がある．

　それだけに，妊娠中の心理的葛藤や出生後の不安を理解し，様々な情報提供を行いながら，精神的，社会的サポートを行うことが大切である．検査は，家族へのカウンセリングが行える体制下で行う必要がある．また，遺伝性疾患に関しては，守秘義務を徹底し，慎重な配慮が必要である．今後は，出産前に胎児の情報を知ることが，その後の養育に役立つものとなり，サポートできる体制に結びつけるようにすることが望まれる．

9 先天性の血液・免疫疾患

1)血友病

先天的に凝固因子が欠乏している病気のことで，X 連鎖性遺伝のため，男子に多く発症する．欠乏している凝固因子の種類により，血友病 A と血友病 B がある．運動量の増加に伴って関節内や筋肉内に出血が起こるため，凝固因子の補充を行う．子どもの場合，通常通りの運動を行うことも大切なので，予防的に凝固因子を静注できるように家族や本人に静注の方法を指導する．

2)先天性免疫不全症

先天性免疫不全症には様々な種類があるが，その多くが感染症を繰り返し，肺炎や腸炎になるなどの特徴がある．抗体を放出して病原体を攻撃する液性免疫の異常では，免疫グロブリンを定期的に補充する．直接病原体を攻撃する細胞性免疫の障害では，感染予防を行いながら，造血幹細胞移植(骨髄移植や臍帯血移植)を行う．

|文献|

1)Merck Sharp & Dohme Corp.：MSD マニュアル家庭版．(https://www.msdmanuals.com/ja-jp/ ホーム /23- 小児の健康上の問題 / 新生児および乳児のケア / 新生児に行う出生時ケア #v813488_ja〔閲覧日：2021.6.9〕)
2)稲沢潤子：難病の子どもを知る本 2 心臓病の子どもたち．大月書店，2000：8-9
3)山口清次：タンデムマス導入による新生児マススクリーニング体制の整備と質的向上に関する研究．厚生労働科学研究，2012：9

|参考|

・母体保護法第 3 章第 14 条(http://www.jaog.or.jp/sep2012/JAPANESE/teigen/hou.htm〔閲覧日：2021.6.9〕)

第 5 章④ 子どもの病気

確認度
CHECK!

✓ 早産児，低出生体重児では合併症に注意し，発育に対応する発達を促す．

✓ 先天性の病気では家族への支援を行いながら，発達を促す．

第5章④ 振り返りの問題

問1　次の文章のうち，正しいものには○，間違っているものには×をつけなさい．

① 人工栄養では，ビタミンKが不足して出血傾向となることがある．
② 出生後のアプガースコアが高いほど，仮死の状態が重症であることを示す．
③ 早産児は呼吸障害や低血糖になりやすい．
④ 早産児とは妊娠37週未満で出生した児を，超早産児とは妊娠22週以上28週未満で出生した児をいう．
⑤ 新生児は腸内細菌叢が十分にできていないため，凝固因子に関わるビタミンAが欠乏して新生児メレナや頭蓋内出血を起こす危険がある．
⑥ 早産児に長期に人工呼吸器を使用した場合，呼吸障害が残る場合がある．
⑦ 先天性心疾患に最も多いのは心室中隔欠損症で，次いで心房中隔欠損症である．
⑧ 酸素が不足するチアノーゼ発作が起きたときは，回復体位の姿勢をとる．
⑨ 血友病とは，先天的に血液が欠乏している病気のことをいう．
⑩ 水頭症とは脳の髄液の流れが悪くなり脳圧が高くなる病気だが，その治療方法は服薬治療である．

問2　次の文章のうち，（　　）にあてはまる語句を入れなさい．

① 先天性代謝異常症を早期発見するために新生児全員に行う検査を（　　　　）という．
② 染色体異常症で最も多いのは，常染色体の21番染色体が1本多い染色体異常である（　　　　）である．
③ 先天性胆道閉鎖症では，黄疸と（　　　　）色の無胆汁便が出る．
④ 口唇や指先が紫色となる心疾患は，（　　　　）型心疾患である．
⑤ 早産児，低出生体重児は呼吸中枢が未熟なため，（　　　　）になることがしばしばある．

答え：p.143参照
パソコンやスマートフォンで「振り返りの問題」を解いてみよう！
●パソコン → http://www.shindan.co.jp/thm/2531/kh5-4/html5/index.html

●スマートフォン →

子どもの病気
⑤ アレルギー疾患の特徴と適切な対応

[CURRICULUM]
4
(1)(2)

子どものアレルギー疾患は，年々増加しています．発症も年々低年齢化しており，環境の変化と深く関わる現代病ともいえます．免疫とも関わるアレルギーは，いかに上手に付き合っていくかが大切です．

POINT!

- アレルギー疾患の特徴と対応を理解する．
- 集団生活におけるアレルギー疾患児の対応を知る．
- アレルギーを抱える子どもの発達をどのように見守るか考える．

1 アレルギーとは

　免疫とは自己を他者から守る反応のことで，アレルギーも免疫反応の一つである．しかし，感染を防御する免疫反応と違い，人体に不利に働く免疫反応をアレルギーという．

　感染症の場合，人体に不利な作用を起こす原因となる細菌やウイルスなどの病原体を抗原といい，アレルギーの場合は花粉や食べ物などがアレルギー症状を起こし，この物質をアレルゲン（抗原）という．感染症の場合，感染した細菌やウイルスに対し再度感染しないように抗体ができ，この抗体は免疫グロブリンの一種であるIgGが関与する．アレルギーの場合，同様の免疫グロブリンはIgEである（図1）．

　アレルギー疾患の発症は，遺伝的体質や環境により影響を受ける．一人ひとり症状が異なり，年齢，季節，体調によって症状が変化したり，いろいろなタイプのアレルギー疾患を繰り返したりする．

2 アレルギーの診断

　アレルギーかどうかを診断するには，原因となるアレルゲンを除去して症状が軽減することを確かめる除去試験，再びアレルゲンと接触させて症状が起こることを確かめる誘発試験がある．主に血液検査（IgE抗体の値を調べる）や皮膚反応で診断する．

3 食物アレルギー

　食物アレルギーとは，ある特定の食品を食べると，食べた後に，発疹などの皮膚症状や嘔吐，下痢などの腹部症状，喘息様の喘鳴が出るなど様々な症状が誘発されることである．原因となる食物は

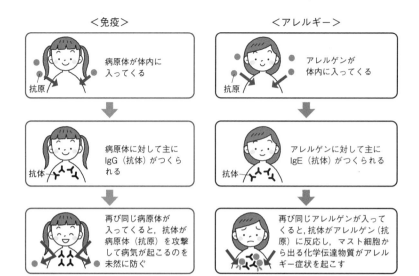

図1 免疫とアレルギー

（独立行政法人環境再生保全機構：ぜん息予防のためのよくわかる食物アレルギー対応ガイドブック 2014. 2014；6(https://www.erca.go.jp/yobou/pamphlet/form/00/pdf/archives_24514.pdf〔閲覧日：2021.6.9〕) より引用改変）

表1 新規発症の原因食物

(n＝1,706)

	0 歳(884)	1 歳(317)	2，3 歳(173)	4～6 歳(109)	7～19 歳(123)	≧20 歳(100)
1	鶏卵 57.6 %	鶏卵 39.1 %	魚卵 20.2 %	果物 16.5 %	甲殻類 17.1 %	小麦 38.0 %
2	牛乳 24.3 %	魚卵 12.9 %	鶏卵 13.9 %	鶏卵 15.6 %	果物 13.0 %	魚類 13.0 %
3	小麦 12.7 %	牛乳 10.1 %	ピーナッツ 11.6 %	ピーナッツ 11.0 %	鶏卵 小麦 9.8 %	甲殻類 10.0 %
4		ピーナッツ 7.9 %	ナッツ類 11.0 %	ソバ 魚卵 9.2 %		果物 7.0 %
5		果物 6.0 %	果物 8.7 %		ソバ 8.9 %	

（今井孝成，他：消費者庁「食物アレルギーに関連する食品表示に関する調査研究事業」平成 23 年即時型食物アレルギー全国モニタリング調査結果報告．アレルギー2016：65；942-946(https://www.jstage.jst.go.jp/article/arerugi/65/7/65_942/_pdf/-char/ja〔閲覧日：2021.6.3〕)より引用改変）

様々であるが，幼少時は卵，牛乳，小麦粉などが多く，年長になると魚介類やソバなどになる（**表1**）[2]．幼少期に症状が出ても，成長するにつれ問題なくなるので，食物アレルギーを疑ったときには医療機関で検査を受け，その診断に基づきアレルゲンとなる食物を除去し，食物を再開する時期について指導を受ける．除去食を行うときには，加工品に含まれる食品についても注意が必要である．また，成長期の子どもでは，除去した食物に代わる栄養が十分か配慮が必要である．集団保育においては，食物アレルギーのある子どもの配膳時に，トレーや食べる場所を分けたりして間違って食べてしまわないような配慮が必要である．同時に，他の子どもと同じ物が食べられないという負担感をなくすために，代替食品で同じような物が食べられるような工夫もあるとよいだろう．

　食物アレルギーの症状は年々変化するため，医療機関との連携が大切であるが，重篤な症状であるアナフィラキシーを起こしたことがある子どもに対しては，職員全体に対応を周知しておくことも大切である．

4 アトピー性皮膚炎

　乳幼児期に湿疹からはじまり，皮膚がかさかさになってかゆみを伴うようになる皮膚炎である．子どもの場合，皮膚をかき壊して皮膚のバリア機能を壊して**皮膚感染症**になったり，アトピー性皮膚炎の症状を悪化させることがある．皮膚を清潔にし，**保湿薬やステロイド外用薬**などの塗り薬を症状に応じて使い分け，皮膚症状を悪化させないようにする（**図2**）[3]．入浴後は，皮膚が赤くなってかゆみが増強することもある．湯船に浸かるのは短時間とし，かゆみが起こった際は皮膚のほてりを抑えるよう冷やすとよい．ペットを室内で飼っていることで悪化する場合もあるため，ペットは飼わないか，触れた後はシャワーを浴びるようにする．

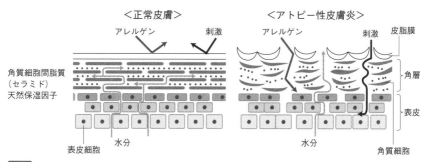

図2　アトピー性皮膚炎のバリア機能障害
（独立行政法人環境再生保全機構：ぜん息悪化予防のための小児アトピー性皮膚炎ハンドブック．2009.（https://www.erca.go.jp/yobou/pamphlet/form/00/pdf/ap024.pdf〔閲覧日：2021.6.9〕）を元に作図）

食物アレルギーと離乳食開始の変遷

　離乳食は，1980年代までは生後4か月からの開始が多かったが，食物アレルギーの増加により，厚生労働省が開始を遅らせることを推奨してから，5〜6か月より開始することが多くなっている．最近の研究では，それ以上遅らせても食物アレルギーは減少しないこと，発育の遅れや貧血の原因となることから，生後7か月以上遅らせない指導となっている（**図3**）[4]．

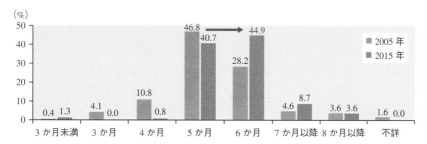

図3　離乳食の開始時期
（厚生労働省：平成27年度乳幼児栄養調査結果の概要．2015：9（http://www.mhlw.go.jp/file/06-Seisaku jouhou-11900000-Koyoukintoujidoukateikyoku/0000134460.pdf〔閲覧日：2021.6.9〕）より引用改変）

5 気管支喘息

　アレルギー反応によって，気道粘膜に炎症が起こり，気管支の平滑筋が収縮し，気道が狭窄することで，呼気性の呼吸困難となる．アレルゲンには，ダニやハウスダストなどの吸入抗原が多い．

　発作が起きたときには起座位で水分をとらせ，腹式呼吸をさせる．水分がとれない，話ができないほどの呼吸困難がある場合は，医療機関を受診する．

　日常生活において，住居ではほこりがたまりやすい絨毯をなるべく使わない，ペットを屋内で飼わないなど，アレルゲンとなるほこりや動物の毛をなるべく吸い込まないようにする配慮が必要である．発作が起きていないときはなるべく薄着にし，ピークフロー（図4）[5]を測定して息を吐き出す力を鍛える．また，腹式呼吸が上手にできるように腹筋を鍛えるようにする．発作が起きていないときは必要以上に行動を抑制せず，通常児と同様の生活をさせる．

6 花粉症

　くしゃみ，鼻水などのアレルギー性鼻炎の症状が主体だが，目がかゆくなる，涙目などのアレルギー性結膜炎の症状もしばしば伴う．アレルゲンはスギ花粉が多く，2月から春先まで症状が出ることが多いが，ヒノキなど他の花粉にも反応する場合は長期間症状が続く．以前は，年長になってから突然発症することが多かったが，最近は低年齢化している．

　症状をやわらげるために，点鼻薬や点眼薬，飲み薬があるが，外出より帰宅したときの手洗いやうがいも大切である．

7 アナフィラキシー

　アレルギー反応のうち最も重症な状態で，2臓器以上に症状を認められることで，じんま疹，口腔，咽頭の腫脹，喘鳴，血圧低下などの一連の症状が通常，原因物質との接触後30分以内に起こることが多い．疑ったときには，急いで救急病院に連れて行く必要がある．

　原因となる物質には食物が多く，特に鶏卵，乳製品，小麦，ソバやピーナッツが多いが，薬品や蜂に刺されて起こすこともある．アレルゲンが食物のときには口をすすぎ，蜂による場合には皮膚に刺された針を取り除く．

　年長児では，食物アレルギーがあって，普段は普通に食べられるのに食後すぐに運動することにより発症する，食物依存性運動誘発アナフィラキシーもある．

　アレルギーをもっている子どもが集団生活をするときには，医療機関から診断書を提出してもらう．そのときは特に，過去にアナフィラキシーを起こしたことがあるかどうかに注意し，症状が出たときに服用する薬や，緊急時に家庭用で筋注できるアドレナリンの自己注射製剤（エピペン®）が処方されているか確認する．緊急用のエピペン®を預かるときには，職員全員が保管場所とエピペン®トレーナーを用いた筋注の仕方（図5）[6]を周知してから預かるようにする．エピペン®が処方されておらず，血圧が下がって顔色が悪くなったときには，救急車が来るまで仰向けに寝かせ，足を高くする姿勢にする．エピペン®は処方された本人に対してのみ使用できる．アナフィラキシーか気管支喘息の発作か判断に迷った際は，気管支喘息の発作であっても症状は改善するため，エピペン®を使用する．

　アナフィラキシーは，その症状のグレードを3段階に分けている．グレード2以上では，エピペン®の使用と救急車の要請を考慮する（表2）[7]．

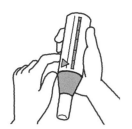
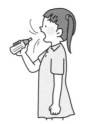
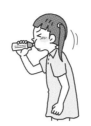
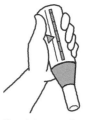
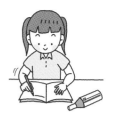

メーターの針を止まる
まで下げる

目盛りに指がかから
ないように持ち，大
きく息を吸い込む

すばやく一気に吹く
（息を吐き切らなく
てよい）

針の止まった目盛り
を読み取る

同じ要領で3回測定
する．一番高い数値
をピークフロー値と
して記録する

図4　ピークフロー

（日本小児アレルギー学会：小児の肺機能〔ピークフローモニタリング〕．小児気管支喘息治療・管理ガイドライン2005．協和企画．2005；
182-184を元に作図）

● エピペン®トレーナーの使い方

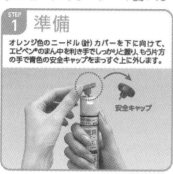

STEP 1　準備

オレンジ色のニードル（針）カバーを下に向けて，
エピペン®のまん中を利き手でしっかりと握り，もう片方
の手で青色の安全キャップをまっすぐ上に外します。

安全キャップ

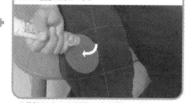

STEP 2　注射

エピペン®を太ももの前外側に垂直になるようにし，
オレンジ色のニードル（針）カバーの先端を「カチッ」
と音がするまで強く押し付けます。太ももに押し付け
たまま数秒間待ちます。

- 注射するところを確認しながら練習してください。
- エピペン®の上下先端のどちらにも親指をかけないように
握ってください。
- 太ももの前外側以外には注射しないでください。
- 投与部位が動かないようにしっかり押さえてください。
- 太ももにエピペン®を振りおろして接種しないでください。

環境再生保全機構 ERCA（エルカ）「ぜん息予防のためのよくわかる食物アレルギー対応ガイドブック2014」
（https://www.erca.go.jp/yobou/pamphlet/form/00/pdf/archives_24514.pdf）21頁より，
エピペン®を座位で注射する場合の画像を加工して掲載（2019/10/30参照）

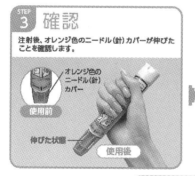

STEP 3　確認

注射後，オレンジ色のニードル（針）カバーが伸びた
ことを確認します。

オレンジ色の
ニードル（針）
カバー

使用前

伸びた状態

使用後

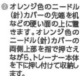
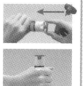

STEP 4　片付け

① 青色の安全キャップの
先端を元の場所に押し
込んで戻します。

② オレンジ色のニードル
（針）カバーの先端を机
などの硬い面の上に置
きます。オレンジ色の
ニードル（針）カバーの
両側上部を指で押さえ
ながら，トレーナー本体
を下へ押し付けて収納し
ます。

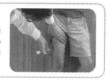

患者本人以外が投与する場合
- 注射時に投与部位が動くと，注射部位を
損傷したり，針が曲がって抜けなくなっ
たりするおそれがあるので，投与部位を
しっかり押さえるなど注意してください。

図5　エピペン®の使い方

（マイランEPD合同会社：エピペン®ガイドブック．2021；12（https://www.epipen.jp/down-
load/EPI_guidebook_j.pdf〔閲覧日：2021.5.28〕）より）

表2 アナフィラキシーのグレード別対応

	グレード	1	2	3
皮膚症状	赤み・じんま疹	部分的, 散在性	全身性	
	かゆみ	軽度のかゆみ	強いかゆみ	
粘膜症状	口唇, 目, 顔の腫れ	口唇, 瞼の腫れ	顔全体の腫れ	
	口, 喉の違和感	口, 喉のかゆみ, 違和感	飲み込みづらい	喉や胸が強く締めつけられる, 声枯れ
消化器症状	腹痛	弱い腹痛(がまんできる)	明らかな腹痛	強い腹痛(がまんできない)
	嘔吐・下痢	嘔気, 単回の嘔吐, 下痢	複数回の嘔吐, 下痢	繰り返す嘔吐, 下痢
呼吸器症状	鼻水, 鼻づまり, くしゃみ	あり		
	咳	弱く連続しない咳	時々連続する咳, 咳込み	強い咳込み, 犬の遠吠え様の咳
	喘鳴, 呼吸困難		聴診器で聞こえる弱い喘鳴	明らかな喘鳴, 呼吸困難, チアノーゼ
全身症状	血圧低下			あり
	意識状態	やや元気がない	明らかに元気がない, 横になりたがる	ぐったり, 意識低下〜消失, 失禁
対応	抗ヒスタミン薬	○	○	○
	ステロイド	△	△	△
	気管支拡張薬吸入	△	△	△
	エピペン®	×	△	○
	医療機関受診	△	○(応じて救急車)	◎(救急車)

上記は基本原則で最小限の方法のため. 状況にあわせて臨機応変に対応する. 症状は一例であり, 判断に迷う場合は中等症以上の対応を行う.
(厚生労働省:保育所におけるアレルギー対応ガイドライン. 2011;7-57(http://www.mhlw.go.jp/bunya/kodomo/pdf/hoiku03.pdf〔閲覧日:2021.5.28〕)より引用改変)

8 集団生活におけるアレルギー児への対応

　集団生活で配慮が必要なアレルギー疾患のある子どもの場合, 医療機関で記載した**生活管理指導表**(**図6**)[7]を毎年提出してもらい, それに沿った対応を行う.

|文献|

1)独立行政法人環境再生保全機構:ぜん息予防のためのよくわかる食物アレルギー対応ガイドブック 2014. 2014;6(https://www.erca.go.jp/yobou/pamphlet/form/00/pdf/archives_24514.pdf〔閲覧日:2021.6.9〕)

2)今井孝成, 他:消費者庁「食物アレルギーに関連する食品表示に関する調査研究事業」平成23年即時型食物アレルギー全国モニタリング調査結果報告. アレルギー2016;65;942-946(https://www.jstage.jst.go.jp/article/arerugi/65/7/65_942/_pdf/-char/ja〔閲覧日:2021.6.3〕)

3)独立行政法人環境再生保全機構:ぜん息悪化予防のための小児アトピー性皮膚炎ハンドブック. 2009.(https://www.erca.go.jp/yobou/pamphlet/form/00/pdf/ap024.pdf〔閲覧日:2021.6.9〕)

4)厚生労働省:平成27年度乳幼児栄養調査結果の概要. 2015;9(http://www.mhlw.go.jp/file/06-Seisakujouhou-11900000-Koyoukintoujidoukateikyoku/0000134460.pdf〔閲覧日:2021.6.9〕)

5)日本小児アレルギー学会:小児の肺機能〔ピークフローモニタリング〕. 小児気管支喘息治療・管理ガイドライン2005. 協和企画, 2005;182-184

6)マイランEPD合同会社:エピペン® ガイドブック. 2021;12(https://www.epipen.jp/download/EPI_guidebook_j.pdf〔閲覧日:2021.5.28〕)

7)厚生労働省:保育所におけるアレルギー対応ガイドライン. 2011;7-57(https://www.mhlw.go.jp/bunya/kodomo/pdf/hoiku03.pdf〔閲覧日:2021.5.28〕)

<参考様式>

保育所におけるアレルギー疾患生活管理指導表（気管支喘息・アトピー性皮膚炎・アレルギー性結膜炎）　　提出日　平成＿＿年＿＿月＿＿日

名前＿＿＿＿＿＿＿＿＿＿男・女　平成＿＿年＿＿月＿＿日生（＿＿歳＿＿ヶ月）＿＿＿＿＿組

<u>この生活管理指導表は保育所の生活において特別な配慮や管理が必要となった場合に限って作成するものです。</u>

	病型・治療	保育所での生活上の留意点	
気管支喘息（あり・なし）	A．重症度分類（治療内容を考慮した） 1．間欠型 2．軽症持続型 3．中等症持続型 4．重症持続型 B．長期管理薬 1．ステロイド吸入薬 剤形： 投与量（日）： 2．ロイコトリエン受容体拮抗薬 3．DSCG吸入薬 4．ベータ刺激薬 内服 貼付薬 5．その他 （　　　） C．急性発作治療薬 1．ベータ刺激薬吸入 2．ベータ刺激薬内服 3．その他 D．急性発作時の対応（自由記載）	A．寝具に関する留意点 1．とくになし（通常管理のみ） 2．防ダニシーツ等の使用 3．保護者と相談 B．食物に関する留意点 1．とくになし 2．食物アレルギー管理指導表参照 C．動物との接触 1．配慮不要 2．保護者と相談し決定 3．動物への反応が強いため不可 動物名（　　　） D．外遊び、運動に対する配慮 1．とくになし 2．保護者と相談し決定	【緊急連絡先】 ★保護者 電話： ★連絡医療機関 医療機関名： 電話： 記載日　年　月　日 医師名 医療機関名
アトピー性皮膚炎（あり・なし）	A．重症度のめやす（厚生労働科学研究班） 1．軽症：面積に関わらず、軽度の皮疹のみみられる。 2．中等症：強い炎症を伴う皮疹が体表面積の10％未満にみられる。 3．重症：強い炎症を伴う皮疹が体表面積の10％以上、30％未満にみられる。 4．最重症：強い炎症を伴う皮疹が体表面積の30％以上にみられる。 ※軽度の皮疹：軽度の紅斑、乾燥、落屑主体の病変 ※強い炎症を伴う皮疹：紅斑、丘疹、びらん、浸潤、苔癬化などを伴う病変 B−1．常用する外用薬 1．ステロイド軟膏 2．タクロリムス軟膏（「プロトピック」） 3．保湿剤 4．その他（ B−2．常用する内服薬 1．抗ヒスタミン薬 2．その他（　） C．食物アレルギーの合併 1．あり 2．なし	A．プール・水遊び及び長時間の紫外線下での活動 1．管理不要 2．保護者と相談し決定 B．動物との接触 1．配慮不要 2．保護者と相談し決定 3．動物へのアレルギーが強いため不可 動物名（　　　） C．発汗後 1．配慮不要 2．保護者と相談し決定 3．夏季シャワー浴（施設で可能な場合） D．その他の配慮・管理事項 （自由記載）	記載日　年　月　日 医師名 医療機関名
アレルギー性結膜炎（あり・なし）	A．病型 1．通年性アレルギー性結膜炎 2．季節性アレルギー性結膜炎（花粉症） 3．春季カタル 4．アトピー性角結膜炎 5．その他（　　　） B．治療 1．抗アレルギー点眼薬 2．ステロイド点眼薬 3．免疫抑制点眼薬 4．その他（　　　）	A．プール指導 1．管理不要 2．保護者と相談し決定 3．プールへの入水不可 B．屋外活動 1．管理不要 2．保護者と相談し決定 C．その他の配慮・管理事項（自由記載）	記載日　年　月　日 医師名 医療機関名

この生活管理指導表は、地域独自の取り組みや現場からの意見を踏まえ、今後改善していくことを考えております。

<参考様式>

保育所におけるアレルギー疾患生活管理指導表（食物アレルギー・アナフィラキシー・アレルギー性鼻炎）　　提出日　平成＿＿年＿＿月＿＿日

名前＿＿＿＿＿＿＿＿＿＿男・女　平成＿＿年＿＿月＿＿日生（＿＿歳＿＿ヶ月）＿＿＿＿＿組

<u>この生活管理指導表は保育所の生活において特別な配慮や管理が必要となった場合に限って作成するものです。</u>

	病型・治療	保育所での生活上の留意点	
食物アレルギー（あり・なし） アナフィラキシー（あり・なし）	A．食物アレルギー病型（食物アレルギーありの場合のみ記載） 1．食物アレルギーの関与する乳児アトピー性皮膚炎 2．即時型 3．その他（新生児消化器症状・口腔アレルギー症候群・食物依存性運動誘発アナフィラキシー・その他：　　　） B．アナフィラキシー病型（アナフィラキシーの既往ありの場合のみ記載） 1．食物（原因：　　　） 2．その他（医薬品・食物依存性運動誘発アナフィラキシー・ラテックスアレルギー・　　） C．原因食物・除去根拠　該当する食品の番号に○をし、かつ《　》内に除去根拠を記載 1．鶏卵《　》 2．牛乳・乳製品《　》 3．小麦《　》 4．ソバ《　》 5．ピーナッツ《　》 6．大豆《　》 7．ゴマ《　》 8．ナッツ類＊《　》（すべて・クルミ・アーモンド・　） 9．甲殻類＊《　》（すべて・エビ・カニ・　） 10．軟体類・貝類＊《　》（すべて・イカ・タコ・ホタテ・アサリ・　） 11．魚卵《　》（すべて・イクラ・タラコ・　） 12．魚類＊《　》（すべて・サバ・サケ・　） 13．肉類＊《　》（鶏肉・牛肉・豚肉・　） 14．果物類＊《　》（キウイ・バナナ・　） 15．その他（　　　） ［除去根拠］該当するもの全てを《》内に番号を記載 ①明らかな症状の既往 ②食物負荷試験陽性 ③IgE抗体等検査結果陽性 ④未摂取 「＊類は（　）の中の該当する項目に○をするか具体的に記載すること」 D．緊急時に備えた処方薬 1．内服薬（抗ヒスタミン薬、ステロイド薬） 2．アドレナリン自己注射薬「エピペン®0.15mg」 3．その他（　　　）	A．給食・離乳食 1．管理不要 2．保護者と相談し決定 B．アレルギー用調整粉乳 1．不要 2．必要　下記該当ミルクに○、又は（　）内に記入 ミルフィー・ニューMA-1・MA-mi・ペプディエット エレメンタルフォーミュラ その他（　　　） C．食物・食材を扱う活動 1．管理不要 2．保護者と相談し決定 D．除去食品で摂取不可能なもの 病型・治療のCで除去の際に摂取不可能なものに○ 1．鶏卵：卵殻カルシウム 2．牛乳・乳製品：乳糖 3．小麦：醤油・酢・麦茶 5．大豆：大豆油・醤油・味噌 6．ゴマ：ゴマ油 11．魚類：かつおだし・いりこだし 12．肉類：エキス E．その他の配慮・管理事項	【緊急連絡先】 ★保護者 電話： ★連絡医療機関 医療機関名： 電話： 記載日　年　月　日 医師名 医療機関名
アレルギー性鼻炎（あり・なし）	A．病型 1．通年性アレルギー性鼻炎 2．季節性アレルギー性鼻炎 主な症状の時期：春、夏、秋、冬 B．治療 1．抗ヒスタミン薬・抗アレルギー薬（内服） 2．鼻噴霧用ステロイド薬 3．その他	A．屋外活動 1．管理不要 2．保護者と相談し決定 B．その他の配慮・管理事項（自由記載）	記載日　年　月　日 医師名 医療機関名

この生活管理指導表は、地域独自の取り組みや現場からの意見を踏まえ、今後改善していくことを考えております。

図6　生活管理指導表

（厚生労働省：保育所におけるアレルギー対応ガイドライン．2011；7-57（http://www.mhlw.go.jp/bunya/kodomo/pdf/hoiku03.pdf〔閲覧日：2021.5.28〕）より）

確認度CHECK!

- ✓子どものアレルギー疾患は，一人ひとり症状が異なる．
- ✓症状は年々変化することが多いため，毎年対応を確認する．
- ✓アナフィラキシーを起こしたことのある子どもに対しては，職員全体に対応を周知する．

問1 アトピー性皮膚炎に関する次の文章のうち，正しいものには○，間違っているものには×をつけなさい.

① 精神的成長にもつながるため，室内で犬を飼ってもよい.
② 皮膚を清潔にすることが大切なので，なるべく長時間入浴する.
③ 保湿薬やステロイド外用薬などの塗り薬は，症状に応じて使い分ける必要がある.

問2 気管支喘息に関する次の文章のうち，正しいものには○，間違っているものには×をつけなさい.

① 絨毯の使用を避けるようにする.
② 喘息発作が起きた場合は，水分はとらずに寝かせる.
③ 気管支喘息と診断されている子どもには，発作が起きないように，外遊びや遠足には参加させない.
④ 息を吐き出す力を鍛えるピークフローでは，3回測定した際，一番低い数値をピークフロー値として記録する.
⑤ 腹式呼吸がうまくできるようになるよう，腹筋を鍛えるとよい.

問3 アナフィラキシーに関する次の文章のうち，正しいものには○，間違っているものには×をつけなさい.

① アナフィラキシーは，食物アレルギーのときのみに起こる.
② アナフィラキシーの症状は，じんま疹，嘔吐などであり，喘鳴はない.
③ 重度のアナフィラキシーか気管支喘息の発作かわからないにときには，エピペン®を使用してはいけない.
④ アナフィラキシーを起こした子どもが，エピペン®を持っていないときには，別の子どものエピペン®を使用してもよい.
⑤ アナフィラキシー症状のグレードは，5段階に分けられている.

答え：p.144 参照
パソコンやスマートフォンで「振り返りの問題」を解いてみよう！
●パソコン → http://www.shindan.co.jp/thm/2531/kh5-5/html5/index.html
●スマートフォン →

子どもの病気
⑥ 慢性疾患の特徴と適切な対応

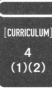

[CURRICULUM]
4
(1)(2)

　子どもの病気の多くは急性ですが，慢性の病気を抱えたときは，成長に大きな影響を与えることがあります．家族に加え，子どもの社会的発達に関しても配慮する必要があります．様々な疾患があり，病態を理解するのが難しいものもあるかもしれませんが，慢性疾患を抱える子どもに出会ったときにはその病気について理解し，少しでも子どもと家族に寄り添えるようにしましょう．

POINT!

● 子どもの主な慢性疾患の種類とそれぞれの症状，対応を理解する．
● 慢性疾患を抱えている子どもの支援について考える．

1 子どもの慢性疾患とは

　慢性疾患とは，症状や治療が長期にわたる病気の総称で，生活の質を低下させる可能性のある病気ともいえる．成人では生活習慣病の場合が多いが，子どもは先天性疾患に併発している場合が多く，途中から発症することや，長期入院や定期的通院となって，継続的治療や医療的ケアが必要になることもある．発育，発達に影響するため，集団生活でも個別の配慮が必要となり，保育や教育での支援や経済的支援，家族への支援も必要になることもある．

　子どもの慢性疾患の内訳の統計（小児慢性特定疾病の申請によるもの）を表1[1]，図1[1]に示す．この統計の内訳では，成長ホルモン治療は内分泌疾患に含まれるので内分泌疾患が最も多く，次いで慢性心疾患，悪性新生物である．

　学校生活での配慮が必要な場合は，主治医より学校生活管理指導表（図2）[2]を提出してもらい，それに合わせた指導を行うことになっている．就学前の集団生活でも，主治医の診断に合わせた配慮が必要になる．

2 子どもの慢性疾患の種類と特徴

1）子どもの心疾患

1. 心不全

　心不全とは，心臓のポンプとしての働きが低下して全身の臓器に必要な血液量を送ることができなくなった状態で，心臓だけでなく全身にいろいろな症状が現れる．子どもの心不全の原因疾患としては，先天性心疾患のことが多い．症状としては，乳児では哺乳困難，多呼吸，発育障害が認められ，幼児以降ではむくみや動くと息切れがみられる．利尿薬や強心薬を投与して運動制限をするが，先天性心疾患が原因で外科的治療で改善が可能なときには手術を行う．

表1　小児慢性特定疾病の申請疾患件数(2014年)

疾患群名	登録件数
悪性新生物	12,217
慢性腎疾患	7,686
慢性呼吸器疾患	3,106
慢性心疾患	16,687
内分泌疾患	27,593
膠原病	3,096
糖尿病	5,897
先天性代謝異常	4,168
血友病等血液・免疫疾患	3,627
神経・筋疾患	5,090
慢性消化器疾患	2,708
成長ホルモン治療	13,305

(小児慢性特定疾病情報センター：登録情報の集計結果．2014(https://www.shouman.jp/research/totalization〔閲覧日：2021.6.9〕)より引用改変)

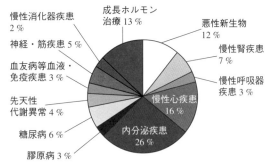

図1　小児慢性特定疾病の申請疾患内訳(2014年)

(小児慢性特定疾病情報センター：登録情報の集計結果．2014(https://www.shouman.jp/research/totalization〔閲覧日：2021.6.9〕)より引用改変)

〔2020年度改訂〕

学校生活管理指導表　(小学生用)

年　月　日

氏名　　男・女　　年　月　日生(　)才　　小学校　年　組

①診断名(所見名)

②指導区分　要管理：A・B・C・D・E　管理不要

③運動クラブ活動　(　)クラブ　可(ただし、　)・禁

④次回受診　(　)年(　)ヵ月後　または異常があるとき

医療機関　　医師　　印

【指導区分：A…在宅医療・入院が必要　B…登校はできるが運動は不可　C…軽い運動は可　D…中等度の運動まで可　E…強い運動も可】

体育活動			運動強度	軽い運動 (C・D・Eは"可")	中等度の運動 (D・Eは"可")	強い運動 (Eのみ"可")
運動領域等	*体つくり運動	体ほぐしの運動遊び 多様な動きをつくる運動遊び	1・2年生	体のバランスをとる運動遊び (寝転ぶ、起きる、座る、立つなどの動きで構成される遊びなど)	用具を操作する運動遊び (用具を持つ、降ろす、回す、転がす、くぐるなどの動きで構成される遊びなど)	体を移動する運動遊び(這う、走る、跳ぶ、はねるなどの動きで構成される遊び) 力試しの運動遊び(人を押す、引く、運ぶ、支える、力比べで構成される遊び)
		体ほぐしの運動 多様な動きをつくる運動	3・4年生	体のバランスをとる運動 (寝転ぶ、起きる、座る、立つ、ケンケンなどの動きで構成される運動など)	用具を操作する運動 (用具をつかむ、持つ、回す、降ろす、なわなどの動きで構成される遊びなど)	体を移動する運動(這う、走る、跳ぶ、はねるなどの動きで構成される運動 力試しの運動(人を押す、引く動きや力比べをする動きで構成される運動) 基本的な動きを組み合わせる運動
		体ほぐしの運動 体力を高める運動	5・6年生	体の柔らかさを高める運動(ストレッチングを含む)、軽いウォーキング	巧みな動きを高めるための運動 (リズムに合わせての運動、ボール・輪・棒を使った運動)	動きを持続する能力を高める運動(短なわ、長なわ跳び、持久走) 力強い動きを高める運動
	陸上運動系	走・跳の運動遊び	1・2年生	いろいろな歩き方、ゴム跳び遊び	ケンパー跳び遊び	全力でのかけっこ、折り返しリレー遊び 低い障害物を用いてのリレー遊び
		走・跳の運動	3・4年生	ウォーキング、軽い立ち幅跳び	ゆっくりとしたジョギング、軽いジャンプ動作(幅跳び・高跳び)	全力でのかけっこ、周回リレー、小型ハードル走 短い助走での幅跳び及び高跳び
		陸上運動	5・6年生			全力での短距離走、ハードル走 助走をした走り幅跳び、助走をした走り高跳び
	ボール運動系	ゲーム、ボールゲーム・鬼遊び(低学年) ゴール型・ネット型・ベースボール型ゲーム(中学年)	1・2年生	その場でボールを投げたり、ついたり、捕ったりしながら行う的当て遊び	ボールを蹴ったり止めたりして行う的当て遊びや蹴り合い 陣地を取り合うなどの簡単な鬼遊び	ゲーム(試合)形式
			3・4年生	基本的な操作 (パス、キャッチ、キック、ドリブル、シュート、バッティングなど)	簡易ゲーム (場の工夫、用具の工夫、ルールの工夫を加え、基本的操作を踏まえたゲーム)	
		ボール運動	5・6年生			
	器械運動系	器械・器具を使っての運動遊び	1・2年生	ジャングルジムを使った運動遊び	雲梯、ろく木を使った運動遊び	マット、鉄棒、跳び箱を使った運動遊び
		器械運動 マット、跳び箱、鉄棒	3・4年生 5・6年生	基本的な動作 マット(前転、後転、壁倒立、ブリッジなどの部分的な動作) 跳び箱(開脚跳びなどの部分的な動作) 鉄棒(前回り下りなどの部分的な動作)	基本的な技 マット(前転、後転、開脚前転・後転、壁倒立、補助倒立など) 跳び箱(短い助走での開脚跳び、抱え込み跳び、台上前転など) 鉄棒(補助逆上がり、転向前下り、前方支持回転、後方支持回転など)	連続技や組合せの技
	水泳系	水遊び	1・2年生	水に慣れる遊び (水かけっこ、水につかっての電車ごっこなど)	浮く・もぐるなどの運動遊び (壁につかまっての伏し浮き、水中でのジャンケン・にらめっこなど)	水につかってのリレー遊び、バブリング・ボビングなど
		水泳運動	3・4年生	浮く運動(伏し浮き、背浮き、くらげ浮きなど) 泳ぐ動作(ばた足、かえる足など)	浮く動作(け伸びなど) 泳ぐ動作(連続したボビングなど)	補助具を使ったクロール、平泳ぎのストロークなど
			5・6年生			クロール、平泳ぎ
	表現運動系	表現リズム遊び	1・2年生	まねっこ遊び(鳥、昆虫、恐竜、動物など)	まねっこ遊び(飛行機、遊園地の乗り物など)	リズム遊び(弾む、回る、ねじる、スキップなど)
		表現運動	3・4年生	その場での即興表現	軽いリズムダンス、フォークダンス、日本の民謡の簡単なステップ	変化のある動きをつなげた表現(ロック、サンバなど)
			5・6年生			強い動きのある日本の民謡
	雪遊び、氷上遊び、スキー、スケート、水辺活動			雪遊び、氷上遊び	スキー・スケートの歩行、水辺活動	スキー・スケートの滑走など
文化的活動				体力の必要な長時間の活動を除く文化活動	右の強い活動を除くほとんどの文化活動	体力を相当使って吹く楽器(トランペット、トロンボーン、オーボエ、バスーン、ホルンなど)、リズムのかなり速い曲の演奏や指揮、行進を伴うマーチングバンドなど
学校行事、その他の活動				▼運動会、体育祭、球技大会、新体力テストなどは上記の運動強度に準ずる。 ▼指導区分、"E" 以外の児童の遠足、宿泊学習、修学旅行、林間学校、臨海学校などの参加について不明な場合は学校医・主治医と相談する。 ▼陸上運動系・水泳系の距離(学習指導要領参照)については、学校医・主治医と相談する。		

その他注意すること

定義
《軽い運動》同年齢の平均的児童にとって、ほとんど息がはずまない程度の運動。
《中等度の運動》同年齢の平均的児童にとって、少し息がはずむが息苦しくない程度の運動。パートナーがいれば楽に会話ができる程度の運動。
《強い運動》同年齢の平均的児童にとって、息がはずみ息苦しさを感じるほどの運動。心疾患では等尺運動の場合は、動作時に歯を食いしばったり、大きな掛け声を伴ったり、動作中や動作後に顔面の紅潮、呼吸促迫を伴うほどの運動。
*新体力テストで行われるシャトルラン・持久走は強い運動に属することがある。

図2　学校生活管理指導表

(日本学校保健会：〔2020年度改訂〕学校生活管理指導表(小学生用)．2020(https://www.hokenkai.or.jp/kanri/kanri_kanri.html〔閲覧日：2021.7.29〕)より)

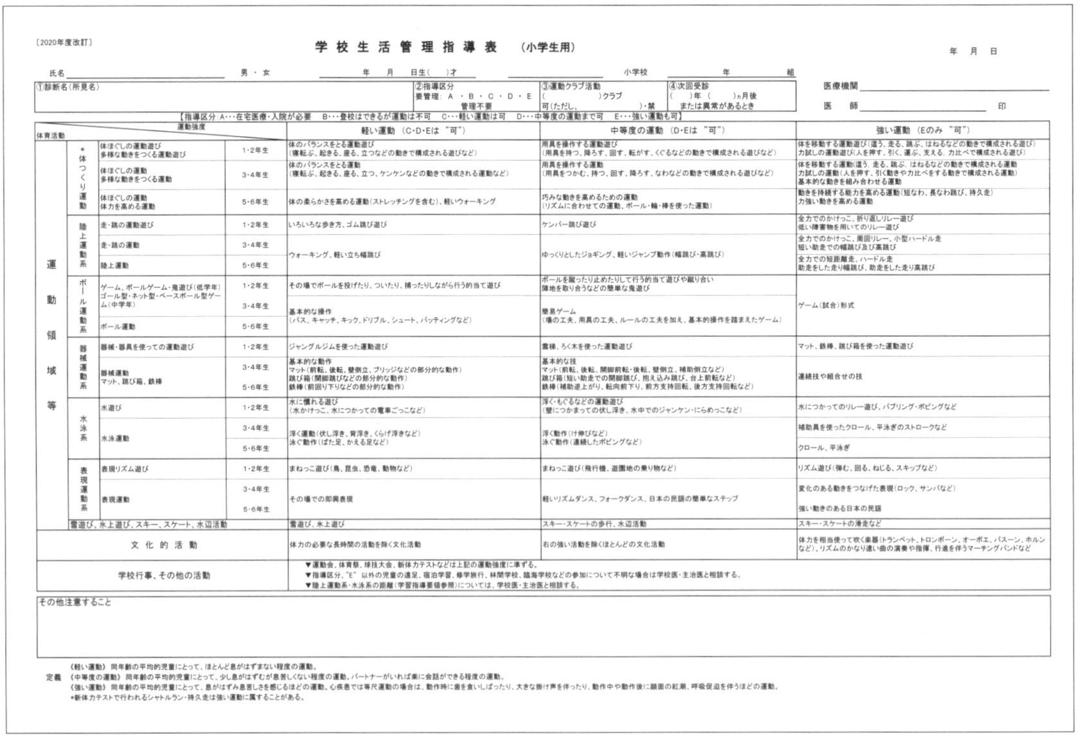

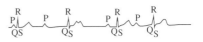

〈発作性上室性頻拍〉　　　　　　　　　　　〈完全房室ブロック〉

図3　発作性上室性頻拍，完全房室ブロックの心電図

正常な心電図波形は主に4つの波からできている．P波（心房の興奮）の小さな波から，P波より大きな波であるQRS波（心室の興奮）が続き，なだらかな波のT波（心室の興奮の消退），最後に小さいU波がみられ，この4つの波で1回の心臓の収縮と拡張を表し，1心拍となる．発作性上室性頻拍では本来の心房の刺激部位とは別の部位から刺激が連続して出て心房が興奮して頻拍になり，完全房室ブロックでは心房からの刺激が心室に伝わらないため心室から別の刺激が出て心室が収縮するため，P波とQRS波がそれぞれ別の周期でみられる．

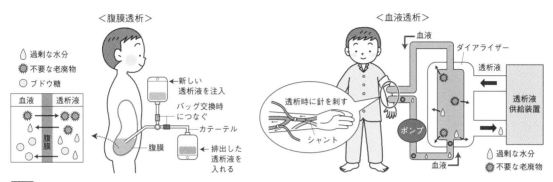

図4　腹膜透析と血液透析

2．不整脈

　不整脈とは脈拍が正常のリズムでなくなった状態をいい，健診で偶然発見されることが多い．子どもの場合，多くは良性で治療を必要としないが，服薬や手術などの治療が必要な不整脈もある（図3）．突然頻拍となる発作性上室性頻拍や心房から心室へ電気刺激が伝わらない完全房室ブロックでは，心臓が拍動せず失神することがあるため，治療を要する．

2）子どもの泌尿器疾患

1．反復性尿路感染症

　尿路感染症とは，尿道，膀胱，腎盂までの感染症である．膀胱炎の場合は頻尿や排尿痛があるが，幼少時では症状がはっきりせず，発熱して腎盂腎炎になってから気づかれることも多い．繰り返すときには尿路系に異常のあることがあり，子どもの場合は尿管と膀胱の接合部の異常で膀胱から尿が尿管や腎臓へ逆流する膀胱尿管逆流のこともある．

2．慢性腎炎

　慢性糸球体腎炎ともいわれ，血尿，蛋白尿を持続的に認める．食事療法や薬物療法を行うが，腎機能低下になることもある．

3．ネフローゼ症候群

　高度の浮腫，高度の蛋白尿，低蛋白血症，高コレステロール血症が主な症状で，原因不明のことが多い．進行すると腹水や胸水が溜まり，低栄養で感染しやすくなる．治療はステロイド投与，安静，食事療法である．

4．腎不全

　腎機能が低下して，体内に老廃物や余分な水分が蓄積する病気で，食事療法や塩分・水分制限で改善しないときには，人工透析療法が必要となる．人工透析には，腹膜透析と血液透析（図4）があるが，血液透析では病院に定期的に通院する必要があり，腹膜透析は自宅で行うことができるため，通常の学校生活を送ることが可能である．

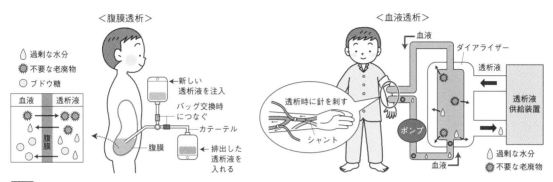

第5章⑥　子どもの病気

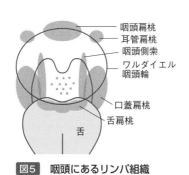

図5 咽頭にあるリンパ組織

- 咽頭扁桃
- 耳管扁桃
- 咽頭側索
- ワルダイエル咽頭輪
- 口蓋扁桃
- 舌扁桃
- 舌

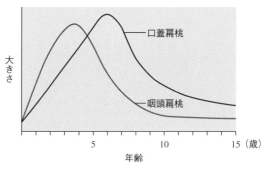

図6 年齢別扁桃の大きさ

大きさ / 口蓋扁桃 / 咽頭扁桃 / 5 10 15（歳）/ 年齢

3）子どもの呼吸器疾患

1．喉頭の疾患

喉頭軟化症は，空気の出入り口である喉頭が未成熟で柔らかいため，息を吸った際につぶれて気道が狭くなってしまう状態である．喘鳴が聞こえ哺乳が進まなくなるが，成長とともに改善することも多いので，寝かせ方や哺乳の仕方を工夫する．

2．扁桃肥大・アデノイド

扁桃は喉にあるリンパ組織の一つで，口を開けたときに見える口蓋扁桃のことである．他にも鼻の奥にある咽頭扁桃，舌の付け根にある舌扁桃などがあり，体内に侵入しようとする病原体から体を守っている（図5）．扁桃は2歳より大きくなり，5～7歳のときに最大となる（図6）．口蓋扁桃が肥大したときには扁桃肥大といい，咽頭扁桃が肥大したものをアデノイドという．鼻閉，イビキ，難聴を起こしたりするため，高度に肥大した場合には口蓋扁桃や咽頭扁桃を摘出する．

4）子どもの血管炎症候群

1．川崎病（p.70，図2⑧参照）

主として4歳以下の乳幼児に好発する原因不明の病気で，以下の主要症状6つのうち5つ以上の症状があるものを川崎病と診断している．

【主要症状】
- ①発熱
- ②両側眼球結膜の充血
- ③口唇，口腔所見：口唇の紅潮，いちご舌，口腔咽頭粘膜のびまん性発赤
- ④発疹（BCG接種痕の発赤を含む）
- ⑤四肢末端の変化：（急性期）手足の硬性浮腫，手掌足底または指趾先端の紅斑
　　　　　　　　　　（回復期）指先からの膜様落屑
- ⑥急性期における非化膿性頸部リンパ節腫脹

川崎病は，2週間前後で全身の症状は回復してくるが，冠動脈に瘤ができる合併症が出るとその後後遺症となって心筋梗塞などを起こすことがある．冠動脈の変化が起こらないように入院して治療する．

2．IgA血管炎（アレルギー性紫斑病）

血小板や凝固因子の減少は認めず，血管炎により紫斑や出血斑が出現する病気である．紫斑は下肢に多く，浮腫や腹痛，下血を認めることがある．腎炎を合併したときには，後遺症として慢性腎炎となることもある．

5)子どもの消化器疾患

1. 子どもの虫歯

口腔の常在菌が歯に沈着増殖して歯垢を形成し，歯質を溶かすと，虫歯になる．乳歯は永久歯と比べると，虫歯の進行も早い．虫歯に適切な処置をとらないと噛み合わせが悪くなったり，永久歯の発育が障害され，異所萌出となる．乳児期には甘味飲料を与えず，食後に白湯や麦茶を飲む習慣をつける．幼児期には間食に甘いものを多くは与えず，**歯磨き**の習慣をつけさせる．磨き方を指導し，大人が仕上げ磨きをすることが大切である．

2. ヒルシュスプルング病

生まれつき腸の神経節細胞がないために腸管が狭窄し，出生後は便秘が続き，腹部膨満となり，体重増加不良となる．人工肛門をつくって体重増加を待ち，生後6か月を過ぎてから根治術を行う．

3. 消化性潰瘍

潰瘍とは，粘膜から粘膜下層，さらにそれよりも深部の組織が障害され欠損した状態をいう．消化性潰瘍では，胃潰瘍，十二指腸潰瘍がある．通常，子どもが消化性潰瘍になることは少ないが，病気や障害があると，ストレスがかかって発症することがある．痛みを表現できず，消化管出血をしていて，貧血で気がつかれることもある．

4. 慢性肝炎

肝炎とは，肝臓の細胞に炎症が起こり，肝細胞が壊される状態である．肝炎が6か月以上続く場合が慢性肝炎で，その原因には，B型肝炎ウイルスやC型肝炎ウイルスが多い．B型肝炎では，子どもの場合は出生時の母子感染で慢性化するが，出生直後に免疫グロブリンとB型肝炎ワクチンを投与することにより，母子感染は激減した．C型肝炎は輸血などにより感染し，7割が慢性化する．慢性肝炎は肝硬変に進展し，肝がんとなることもある．

5. 鼠径ヘルニア

ヘルニアとは体内にあるべき内臓が腹腔外に脱出することで，子どもでは鼠径ヘルニアが代表的である．鼠径部から男児では陰嚢，女児では外陰部の膨隆で気がつかれる．主に腸管が脱出するが，女児では卵巣が脱出することもある．腸閉塞（イレウス）になるリスクがあるので，診断がついたら手術して腹腔外に出ないようにする．

6)子どもの血液疾患

1. 貧血

貧血とは，赤血球に含まれる血色素（ヘモグロビン）の濃度が減少した状態をいう．貧血の原因には，出血，産生障害，溶血の3種類があり，最も多いのが血色素のヘモグロビンの主成分である鉄の欠乏による**鉄欠乏性貧血**である．乳児では離乳食が順調に進まなかったとき，思春期では女子にしばしば認められる．

2. 血小板減少性紫斑病

何らかの原因で血小板を破壊する抗体ができて，血小板が減少し，出血斑や紫斑を生じる．粘膜に出血すると，止血が難しくなるため，入院して治療する．子どもの場合は感染後に発症し，6か月以内に治る急性型が多いが，治療を行っても長期に回復しない場合もあり，怪我や歯が抜け変わるときには，注意する必要がある．

7)子どもの悪性新生物

子どもの死因として先天異常や不慮の事故と並んで上位にある病気である．成人と異なり先天的な素因が病因であることが多いが，最近の医療の進歩により根治できる可能性が高くなっている．しかし，治療が長期にわたるため，成長や学業，後遺症，家族への配慮が必要である．

1. 白血病

子どもの悪性新生物のなかで最も多い．子どもでは急性が多く，不明熱，貧血，出血傾向，関節痛などで発症する．抗悪性腫瘍薬の多剤併用による化学療法により，80％以上が根治するようになった．急性白血病では血液検査で異常がなくなる寛解の後にも1～2年の治療が必要である．難治性のときには，骨髄移植や臍帯血移植などの造血幹細胞移植を行うこともある．

2. 神経芽腫

子どもの腹部の悪性新生物のなかで最も多い．副腎や交感神経節より発生する．病初期より，骨，肝臓，骨髄によく転移する．一般に1歳以前に発症したものは予後がよいが，1歳以降は難治性である．

3. 脳腫瘍

子どもの悪性新生物のなかで白血病に次いで多い．頭痛や悪心，けいれんなどの他，乳児では頭囲が大きくなる，ホルモンの異常で思春期が早くなる，視野が狭くなるなど，様々な症状がある．治療終了後も，ホルモン補充療法などの後遺症の治療を継続することが多い．

4. その他の固形腫瘍

子どもの固形腫瘍の好発部位は成人と異なり，リンパ組織，交感神経，性腺，眼（網膜芽細胞腫），骨（骨肉腫），筋肉（横紋筋肉腫），腎臓（ウィルムス腫瘍）などが多い（**表2**）．治療には外科療法だけでなく化学療法の効果も大きい．

8)子どもの内分泌代謝疾患

1. 糖尿病

糖尿病とは，インスリンの分泌不足や作用不十分により高血糖が持続する病気のことである．インスリンは，膵臓より分泌されるホルモンで，インスリンが分泌されない糖尿病を1型糖尿病という．生活習慣病である2型糖尿病と違って子どもに多く，継続的にインスリンの自己投与が必要である．

高血糖が持続した症状としては，多飲，多尿，倦怠感があり，昏睡となることもある．インスリン療法を行っているときには，低血糖による昏睡にも注意する．低血糖では，高度の空腹感があって機嫌が悪くなるが，子どもの場合は自分で表現できず，発汗して顔色が悪くなって気づかれることもある．疑ったときは，ジュースやビスケットなどで糖分を補給する．

長期にわたって高血糖の状態が続くと，合併症を伴って腎障害，視力障害，神経障害などが出る．インスリン療法だけでなく食事療法も必要なため，周囲の人々の理解と日々の精神的支援も大切である．

2. 甲状腺の疾患

甲状腺ホルモンの分泌障害で，甲状腺ホルモンが不足する甲状腺機能低下症と，甲状腺ホルモンが過剰に産生する甲状腺機能亢進症がある．先天性甲状腺機能低下症はクレチン病といわれ，出生時のマススクリーニングでほとんど診断される．後天性のときには，無気力や寒さに弱くなり便秘がみられる甲状腺機能低下症となる．甲状腺機能亢進症はバセドウ病が多く，思春期以後の女性の割合が高い．症状として，眼球突出，発汗などが認められる．

3. 脳下垂体の疾患

脳下垂体の前葉から分泌されている成長ホルモンの分泌障害で，低身長となる．後葉から分泌される抗利尿ホルモンの分泌障害では，尿が濃縮されず多尿となり，尿崩症になる．治療としては，いずれも不足しているホルモンを補充する．

4. 副腎の疾患

副腎は腎臓の上にあって，皮質と髄質からなる．副腎皮質機能亢進であるクッシング症候群では，ステロイドによる治療を行ったときと同様に，中心性肥満が認められる．

表2	子どもの悪性腫瘍
部位	疾患名
脳	脳腫瘍
眼	網膜芽細胞腫
耳, 鼻, 頬	軟部腫瘍
リンパ組織	悪性リンパ腫
血液	白血病
骨	骨肉腫
交感神経・副腎	神経芽腫
腎臓	ウィルムス腫瘍
性腺	睾丸腫瘍, 卵巣がん

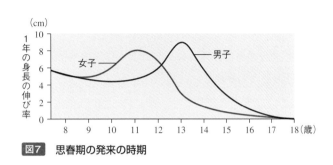

図7 思春期の発来の時期

5. 思春期早発症

思春期になると性器の発育と身長の伸びがみられ, 体つきが変化するが, 思春期発来後2〜3年で身長の伸びは止まる. 思春期の発来は個人差があるが, 女子のほうが早い. 一般的には, 男子では10〜11歳で外性器が発育し, 14〜15歳で声変わりが認められる. 女子では9〜11歳で乳房が発育し, 12〜14歳で初潮が発来する(図7). 通常より2〜3年以上早いときには思春期早発症といい, 原因を検索する. 思春期が早くはじまると, 身長の伸びが早期に止まり, 低身長になるおそれがある. 男子の思春期早発症では, 時に脳下垂体の病気のことがある.

6. 思春期遅延

男子で17歳, 女子で15歳になっても思春期徴候がみられない場合は, 思春期遅延と考える. 原因としては, 性ホルモンの分泌異常, 性器異常, 染色体異常のことがある.

9)子どもの神経疾患

1. てんかん

てんかんは, 発作的にけいれん, 意識障害, 精神症状などを反復して起こすものである. 脳に受けた外傷や腫瘍などの病変後に起こる症候性てんかんや, 原因不明の特発性てんかんがある. 発作があり, 脳波に発作波が認められれば, 抗けいれん薬を服用する. けいれんがあっても6歳以下の発熱時にみられる熱性けいれんや, 泣き続けて起こす泣き入りひきつけ(憤怒けいれん)では脳波異常は認めず, 服薬はしない.

2. 脳性麻痺

脳性麻痺とは, 胎児期または乳児期に起こった大脳の非進行性病変により運動障害をきたしたものをいう. 原因としては, 出生時の仮死が最も多い. 筋肉がこわばって筋力が低下するけい直型と, 自分の意思とは関係なく不随意的に動くアテトーゼ型がある. 合併症として, けいれん, 視聴覚障害などがある. 知的障害は伴う場合と伴わない場合がある. 嚥下障害があるときには誤嚥性肺炎を合併しやすい.

3. 二分脊椎

二分脊椎は先天性の病気だが, 症状が軽いものから非常に重症なものまで様々あり, 膀胱直腸障害や下肢麻痺があることが多い. 膀胱直腸障害の膀胱機能障害では, 尿道にカテーテルを入れて排尿させる導尿が必要となり尿路感染症を起こしやすい. また, 直腸機能障害では便秘になりやすい. 下肢麻痺では運動障害と感覚障害があり, 感覚障害がある場合は本人も気づかないうちに怪我をしてひどくなる危険などがあるため注意が必要である.

10)子どもの筋疾患

1．筋ジストロフィー

遺伝性の筋肉の変性疾患で，いくつかのタイプがある．転びやすいことで気づかれ，最初に下腿の筋肉が，次いで肩の筋肉が対称性に筋力低下となり，次第に歩けなくなり嚥下障害，呼吸不全になる．

2．筋無力症

自己免疫疾患で，運動の反復により筋力低下がみられる．夕方に症状が増悪する．

11)子どもの関節疾患

1．若年性特発性関節炎

小児期に発症する原因不明の慢性関節炎で，以前は若年性関節リウマチといわれていた．全身型では，弛張熱，発疹，関節炎があり，入院して治療する．

2．脊柱側彎症

脊椎骨が横に彎曲する病気で，うち80％を占める特発性側彎症は思春期の女子に発症することが多く，いまだ原因は不明である．診断は上体を前屈したときの背中の高さでみる．側彎症は高度になると，腰痛や胸郭変形によって心肺機能が低下することがある．補装具で治療しても進行するときは，手術療法を行う．

3．スポーツ障害

成長期の子どもには骨端線という成長軟骨があり，過度のスポーツによるストレスで障害を起こす．サッカーでは，下肢の脛骨粗面の周囲に炎症を起こすオスグッド・シュラッター病となることがある．野球では野球肩，テニスではテニス肘などの障害がある．成長期の子どもの運動指導では，準備体操やストレッチをしっかり行い，様々な運動を組み合わせて行うことが大切である．

12)子どもの眼科疾患

1．屈折異常

網膜よりも手前に光の焦点が結ばれる屈折異常が近視で，網膜より後ろに焦点が結ばれる屈折異常が遠視である．子どもの場合は弱視になるので，いずれも早期に矯正する．

子どもの裸眼視力は低下傾向にあり，特に小・中学生では低下が続いている（図8[3]，図9[4]）．スマ

 プレパレーションとは？

診断や治療方法についてなど，医療の説明を受けることをインフォームド・コンセントといい，医療者と患者が納得してから医療が行われるようになっている．患者が子どもの場合，保護者に説明がされて同意を得る形で行われてきたが，小さい子どもであっても，その子なりに納得できるようわかる方法で説明を受ける，"プレパレーション"が推進されている．

方法としては，検査・処置・治療などを受ける前に，絵本やぬいぐるみなどを使って説明を受け，時にはごっこ遊び（play preparation）や，気持ちを処置から紛らわすこと（distraction），終わった後は気持ちを落ち着かせるまで遊ぶこと（post procedure play）も含まれる．その目的は，①子どもに情報を伝えること，②子どもの気持ちを受け止めること，③医療者と信頼関係をつくることである[5]．子どもの慢性疾患への支援は，こうした様々な取り組みが今後一層大切になってくる．

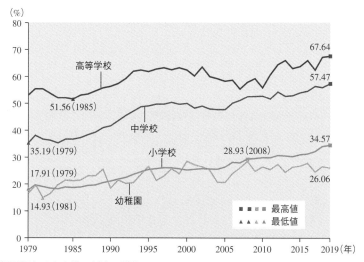

図8 **裸眼視力 1.0 未満の割合の推移**
（文部科学省：令和元年度学校保健統計（学校保健統計調査報告書）．2020（https://www.mext.go.jp/content/
20200319-mxt_chousa01-20200319155353_1-3.pdf〔閲覧日：2021.6.9〕）より引用改変）

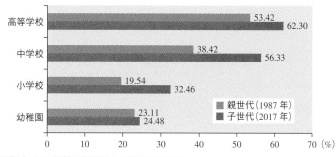

図9 **裸眼視力 1.0 未満の親世代と子世代の比較**
（文部科学省：平成 29 年度学校保健統計（学校保健統計調査報告書）．2018（https://warp.ndl.go.jp/info:ndljp/
pid/11293659/www.mext.go.jp/component/b_menu/other/__icsFiles/afieldfile/2018/03/26/1399281_01_1.
pdf〔閲覧日：2021.6.9〕）より引用改変）

ートフォンやゲームの影響も指摘されている．

2．斜視

眼位がずれることを斜視というが，乳児では内斜視にみえても実際は視線が揃っていて異常のない偽斜視のことがしばしばある．両眼視に異常があるときは，片側の眼だけで見るため斜視側の眼が弱視となる．早期治療が必要である．

3．緑内障と白内障

角膜と水晶体に囲まれた所に流れている房水の流れが滞って眼圧が上昇した状態を緑内障，水晶体が混濁した状態を白内障という．子どもの場合はものが見えない期間があると弱視となるため，早期に手術を行う．

4．色覚異常

網膜には赤，緑，青の 3 種の錐体細胞が存在するが，このどれかの異常により先天性の色覚異常となる．赤，緑錐体系の異常が多く，X 連鎖性遺伝となる．日常生活で不便に感じることは少ないが，掲示物を作成するときには誰でも見やすいカラーユニバーサルデザインにするように配慮する．

13)子どもの耳鼻科疾患

1. 中耳炎

子どもは成人と比べて急性中耳炎になりやすい．急性中耳炎を繰り返すと，難聴の原因となる慢性中耳炎や中耳に液体が溜まる滲出性中耳炎になるため留意する．

2. 難聴

音波を伝える外耳，中耳の障害による場合を伝音難聴，音を信号として伝える内耳から大脳までの障害を感音難聴という．子どもの場合，難聴を自覚せず言葉の獲得が遅れることがあるため，早期発見が大切である．治療や補聴器で効果がないときには，手話などの言語指導が必要である．

14)子どもの皮膚疾患

1. 血管腫

乳児の血管腫はいちご状血管腫ともいい，生後1か月頃から皮膚の毛細血管が盛り上がり，いちごのようになる．90%以上は自然消退するので経過観察するが，消退しないものではレーザー治療や薬物療法などを行う．

2. 母斑

いわゆる「あざ」で，黒子のような黒いものから赤，茶，青など様々である．美容上で切除する必要があるかどうか，子どもの負担も考えて治療する．

3 子どもの慢性疾患の支援制度

子どもの医療費は自治体によって差があるが，義務教育の期間中まで助成がある自治体が増えている．子どもの慢性疾患の場合は，医療費が長期にわたってかかるため，いくつかの助成や支援制度がある．いずれも自治体に申請しないと助成は受けられない．

1)小児慢性特定疾病の医療費助成

対象疾患の医療費の自己負担分の補助を行う．18歳まで新規申請ができ20歳まで継続可能であるが，所得によって補助額が異なる．乳幼児医療費助成や義務教育就学児医療費助成を使用する比率が年々高くなっているが(図10)[6]，児童福祉法の改正で対象疾患が拡大しているため助成予算はほぼ横ばいとなっている．

2)自立支援医療(育成医療)

児童福祉法に規定する内部障害を含む20歳未満障害児で，手術などの治療の医療費の支給を行う．

3)特別児童扶養手当・障害児福祉手当

特別児童扶養手当は，20歳未満で精神または身体に障害を有する児童を家庭で監護，養育している父母などに支給される．障害児福祉手当は，重度障害児に対して，日常生活において常時の介護を必要とする状態にある在宅の20歳未満の者に支給される．どちらも障害者認定が必要で，所得制限がある．

4)医療的ケア児への支援

医療的ケア児とは，人工呼吸器や痰の吸引，胃ろうによる栄養の注入などの生活支援が日常的に必要な子どものことで，医療の発達で年々増加している(図11)[7]．平成28年公布の「障害者の日常生活及び社会生活を総合的に支援するための法律及び児童福祉法の一部を改正する法律」において，地方公共団体に対し医療的ケア児が必要な支援を円滑に受けることができるよう，保健，医療，福祉などの各関連分野の支援を行う機関との連絡調整をするための体制整備に関する努力義務が規定された．令和3年6月に「医療的ケア児支援法」が制定され，自宅への訪問看護や，保育所や幼稚園，学校

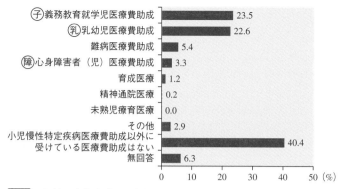

図10 各種医療費助成の認定状況
n＝2,579.「その他」の内訳：ひとり親定庭医療費助成健康保険特定疾病療養.
(東京都福祉保健局：慢性疾患を抱える児童等の実態調査報告書. 2017；40(http://
www.fukushihoken.metro.tokyo.jp/kodomo/kosodate/josei/syoman/hou-
kokusyo.files/houkokusyo.pdf〔閲覧日：2021.6.9〕)より引用改変)

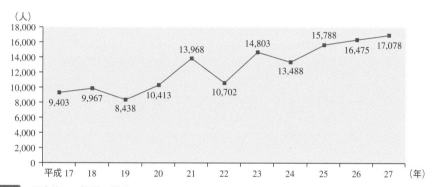

図11 医療的ケア児数の推移
(田村正徳：「医療的ケア児に対する実態調査と医療・福祉・保健・教育等の連携に関する研究」の中間報告. 平成28年
度厚生労働科学研究費補助金障害者政策総合研究事業. 2016；8(http://www.mhlw.go.jp/file/06-Seisakujouhou-12
200000-Shakaiengokyokushougaihokenfukushibu/0000147259.pdf〔閲覧日：2021.6.9〕より引用改変)

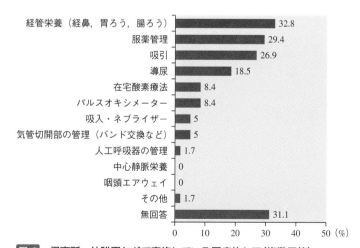

図12 保育所・幼稚園などで実施している医療的ケア(複数回答)
n＝119.
(みずほ情報総研：在宅医療ケアが必要な子どもに関する調査. 厚生労働省. 2016；26
(https://www.mhlw.go.jp/file/06-Seisakujouhou-12200000-Shakaiengokyokushou
gaihokenfukushibu/0000130383.pdf〔閲覧日：2021.6.9〕)より引用改変)

での医療的ケア児受け入れの体制の整備が必要とされている（**図 12**）[8].

5）ピアサポート

　小児慢性疾患児の養育経験者が「ピアサポーター」として日常生活や学校生活を送るうえでの相談や助言を行い，小児慢性疾患児などの家族の不安の解消を図る．小児慢性特定疾病児童等自立支援事業のなかに規定され，小児病院などに窓口が設置されるようになってきた．

┃文献┃

1）小児慢性特定疾病情報センター：登録情報の集計結果. 2014（https://www.shouman.jp/research/totalization〔閲覧日：2021.6.9〕）
2）日本学校保健会：〔2020 年度改訂〕学校生活管理指導表（小学生用）. 2020（https://www.hokenkai.or.jp/kanri/kanri_kanri.html〔閲覧日：2021.7.29〕）
3）文部科学省：令和元年度学校保健統計（学校保健統計調査報告書）. 2020（https://www.mext.go.jp/content/20200319-mxt_chousa01-20200319155353_1-3.pdf〔閲覧日：2021.6.9〕）
4）文部科学省：平成 29 年度学校保健統計（学校保健統計調査報告書）. 2018（https://warp.ndl.go.jp/info:ndljp/pid/11293659/www.mext.go.jp/component/b_menu/other/__icsFiles/afieldfile/2018/03/26/1399281_01_1.pdf〔閲覧日：2021.6.9〕）
5）蝦名美智子：子どもと親へのプレパレーションの実践普及：医療行為を行う際の子どもへの関わりについて. 厚生労働科学研究（子ども家庭総合研究事業）小児科産科若手医師の確保・育成に関する研究報告書，平成 14 年度－平成 15 年度分担研究. 2004：1
6）東京都福祉保健局：慢性疾患を抱える児童等の実態調査報告書. 2017：40（http://www.fukushihoken.metro.tokyo.jp/kodomo/kosodate/josei/syoman/houkokusyo.files/houkokusyo.pdf〔閲覧日：2021.6.9〕）
7）田村正徳：「医療的ケア児に対する実態調査と医療・福祉・保健・教育等の連携に関する研究」の中間報告. 平成 28 年度厚生労働科学研究費補助金障害者政策総合研究事業. 2016：8（http://www.mhlw.go.jp/file/06-Seisakujouhou-12200000-Shakaiengokyokushougaihokenfukushibu/0000147259.pdf〔閲覧日：2021.6.9〕）
8）みずほ情報総研：在宅医療ケアが必要な子どもに関する調査. 厚生労働省, 2016：26（https://www.mhlw.go.jp/file/06-Seisakujouhou-12200000-Shakaiengokyokushougaihokenfukushibu/0000130383.pdf〔閲覧日：2021.6.9〕）

┃参考┃

・NPO 法人カラーユニバーサルデザイン機構：東京都カラーユニバーサルデザインガイドライン. 東京都福祉保健局生活福祉部地域福祉振興課, 2011（http://www.fukushihoken.metro.tokyo.jp/kiban/machizukuri/kanren/color.files/colorudguideline.pdf〔閲覧日：2021.6.9〕）

確認度
CHECK!

✓ 子どもの慢性疾患の特徴を理解し，個別の配慮を行う.

✓ 自治体が行っている子どもの慢性疾患の支援制度を知っておく.

第5章⑥ 振り返りの問題

問1　次の文章のうち，正しいものには○，間違っているものには×をつけなさい.

① 子どもの不整脈は健診で見つかることが多い.

② 脳性麻痺の場合，必ず知的障害を伴う.

③ 子どもで発症することが多い1型糖尿病は，生活習慣病ではない.

④ 慢性疾患とは症状や治療が長期にわたる病気のことで，子どもの場合は先天性疾患に併発するため，後天的に発症することはない.

⑤ 子どもの慢性疾患で最も多いのは，慢性心疾患である.

⑥ 慢性疾患をかかえる子どもで，学校生活に配慮を必要とする場合は，「学校生活管理指導表」を主治医から提出してもらう.

⑦ 腎不全などで行われる人工透析には腹膜透析と血液透析があるが，血液透析は自宅で行えるため，通常の学校生活を送ることも可能である.

⑧ 乳歯と永久歯とを比較した場合，虫歯の進行は乳歯のほうが早い.

⑨ 子どもの悪性新生物のなかで最も多いのは，白血病である.

⑩ ピアサポートとは，小児慢性疾患の子どもを育てた経験者が同じ立場の家族に相談や助言を行う活動のことをいう.

問2　次の文章を読み，子どもの慢性疾患の病名を答えなさい.

① 発熱，発疹，頸部リンパ節腫脹，いちご舌，眼球結膜充血，手足の硬性浮腫のある疾患.

② 高度の蛋白尿と浮腫を認めるときに疑われる疾患.

③ 離乳食の開始が遅い乳児や思春期の女子に多い貧血の種類.

④ 主に下肢に紫斑や出血斑がみられ，下血，腹痛，浮腫が出現することがあり，後遺症として慢性腎炎となることのある疾患.

⑤ インスリン療法を行っている際に，低血糖による昏睡にも注意すべき疾患.

第5章⑥ ＝子どもの病気

答え：p.144 参照

パソコンやスマートフォンで「振り返りの問題」を解いてみよう！

●パソコン → http://www.shindan.co.jp/thm/2531/kh5-6/html5/index.html

●スマートフォン →

保護者との情報共有と家族の支援

[CURRICULUM]

3(4)

保育は保護者との共同作業であるだけに，情報共有は欠かせません．日々保護者と情報共有することは，子どもが楽しく安全に毎日を過ごすことにつながります．そして，子どものよりよい成長を一緒に考えていくことが，家族支援では大切です．

POINT!

- 保護者との情報共有は，具体的にどのように行うかを理解する．
- 様々な子どもたちの健康状況と支援について，情報共有にはどのようなことがあるか理解する．
- 子どもを育てるための家族への支援や子育て支援の実際を理解する．

1 集団生活前健診（入所時健診，入園時健診）

　保育では，子どもが楽しく安全に集団生活を送れるように支援することが重要である．そのために，集団生活前の健康診断（健診）は，子どもの健康状態，発育・発達の状態，食事や睡眠などの生活習慣の把握，既往歴や予防接種歴の把握と同時に，保護者に集団生活がどのように行われどのような準備が必要かを伝える，情報共有の場としても重要である．

　保育所などでは，児童福祉施設最低基準のなかで入所時と年2回の健診が義務づけられているので，入所が決定したら入所前1〜2か月前までに健診を行うことが多い．幼稚園は法的な義務づけはないが，入園前説明と併せて行っているところが多い．特別な配慮が必要な子どもは，入所や入園決定前に健診を行って，集団生活において必要な配慮を検討しておくこともある．小児科医師，歯科医師，看護師，栄養士，保育士，幼稚園教諭など様々な職種が連携して健診を行い，その結果に基づいて，集団生活前の準備を行う．

1）集団生活前に提出する健康調査票

　母子健康手帳に記載されている内容には，重要な情報が含まれていることが多い．母子健康手帳の内容を参考に，健康調査票に出生時の情報（出生週数，出生体重など），発育・発達状況，予防接種歴，既往歴，アレルギーの有無などを記載して提出してもらう．健康調査票の例を図1に示す．既往歴では，感染症について具体的な診断名とともに記載してもらい，不足の部分は診察時に追加して問診する．

2）入所時健診，入園時健診の内容

　健康調査票を参考にしながら，保育士，栄養士の面談，身長・体重測定，看護師の面談，小児科医師の診察を行うことが多い．保育士の面談では健康面では生活リズムや今までの発達具合，家族関係

健康調査票

		出産	出生週数(　　　週　　　)，出生体重(　　　g)，異常の有無(無，有(　　　　　　))
入園前の状況	発育状況	体質	湿疹が出やすい，吐きやすい，下痢しやすい，その他(　　　　　　　　　　)
		歩行	歩き始めた時期(　　　歳　　　月)
		言語	有意語の出た時期(　　　歳　　　月)
	予防接種		BCG・四混(1・2・3回終了・追加完了) ロタウイルス(1・2・3回)・ヒブ(1・2・3回終了・追加完了) 小児肺炎球菌(1・2・3回終了・追加完了)・MR(Ⅰ・Ⅱ期) 日本脳炎(1・2回終了・追加完了)・水痘(1・2回終了)・おたふくかぜ B型肝炎(1・2・3回終了) その他の予防接種(　　　　　　　　　　　　　　)
	既往歴		食物アレルギー(原因食物：　　　　　　　　症状：　　　　　　) その他のアレルギー(原因：　　　　　　　　症状：　　　　　　) 突発性発疹・百日咳・麻疹・水痘・風疹・おたふくかぜ・手足口病 中耳炎・川崎病・アトピー性皮膚炎・喘息・けいれん(熱性・無熱性)・心臓病・腎臓病 その他(　　　　　　　　　　　　　　)
	現在かかっている病気：　　　　　　　　　　　　　(主治医：　　　　　　)		
	かかりつけ医院：		
入園後にかかった主な病気：			
備考			

図1 健康調査票の例

や本人の性格など，栄養士の面談では離乳食の進み具合や食物アレルギーの有無などが中心となる．看護師の面談では感染症や熱性けいれんなど，今までの既往歴の確認や予防接種歴などの確認をし，小児科医師は集団生活をするうえでの問題がないかを中心に診察する．慢性疾患や障害がある場合の必要な配慮については，保護者との面談だけでなく，主治医からの情報提供も依頼することがある．

3)集団生活時に留意する事項

子どもの集団生活では感染症が流行しやすいため，体調の変化について日々**情報共有**する必要性を保護者にも理解してもらうことが大切である．保育者は，集団でみられた感染症の情報について，早めに保護者に周知する．発症した感染症の初期症状も周知して，注意を促す必要がある．

2 保護者との健康情報の共有

入所時，入園時に共有した子どもの健康情報は，毎年更新しておく．特に**予防接種歴**，感染症の**罹患歴**，**アレルギー歴**，**かかりつけ医院**は更新する．保育者と保護者との個人面談を定期的に行って，情報共有することも多い．保護者に子育ての悩みなどがある場合は，相談する場になったりもする．保育参観を定期的に行って，集団での様子を共有することも大切である．保護者が保育の現場に参加して，子どもたち同士の関係の実際を体験することもある．医療機関や療育機関にかかっている場合は，保護者の承諾のもとに情報共有する．

1)乳児期

乳児期は離乳食が進行し，生活リズムが変化していく時期で，また感染症にもかかりやすく，体調も変化しやすい．子どもの体調についての情報を日々共有する必要があり，保護者と保育者との**連絡帳**は子どもの体調についての内容(①体温，②起床時刻，就寝時刻，③食事の内容，食欲，④排便の回数，便の性状)が中心となっている(**図2**)．

月　　日　曜日　天気

家庭から						保育園(所)から			記入者	
体温	：		℃	入浴	有 ・ 無	体温	：	℃	入浴	有 ・ 無
排便	夜	軟・普・硬	回	機嫌	夜　良・普・悪	排便	軟・普・硬		機嫌	良・普・悪
	朝	軟・普・硬	回		朝　良・普・悪		回			
睡眠	就寝　　　　　起床　：　～　：					睡眠				
食事	夜：		朝：			食事・おやつ				
お迎え予定　　　時　　分頃(　　　　)　　連絡欄						連絡欄				

図2　連絡帳の例

　また，1か月に1回は**体重・身長測定**，嘱託医（しょくたくい）の**診察**があり，その結果を家庭に連絡する．家庭で医療機関に受診したときには，その内容を伝えてもらい，怪我（けが）や発疹（ほっしん）が出たなど通常と異なることがあったときの情報も，共有する必要がある．

　家庭で送り迎えの人が異なるときや，保育者が交代するときは引き継いで伝達し，情報を共有する．怪我や体調の変化など通常と異なることがあったときには，連絡帳への記載だけでなく，直接伝えておく．通常と異なる排便があったときには，排泄物を始末せずにオムツをビニール袋に入れてそのまま渡すとよい．

　保育所で**服薬**（ふくやく）させるときや屯用薬（とんようやく）を預かるときは，薬の名前と回数を確認し，投薬内容を保護者に伝える．家庭で投薬したときも，その内容を伝えてもらうようにする．

　乳児期はいろいろな発達がみられる時期なので，はじめて歩いたときなどは連絡帳に記載しておくと，記録としても共有できる．

2）幼児期

　生活リズムや食事がある程度一定になったら，通常と異なるときに伝えるだけでもよくなる．クラスのなかで流行している感染症がある場合は，早めに保護者に連絡して，注意喚起しておく．幼児期は年2回の健診と身体計測があるが，結果を伝えるだけでなく，発育（成長）曲線を描いて客観的な判断に結びつけるとよい．

　子どもたちの健康を守るために，身につけなければならない知識についての学習も行われる．毎日の生活リズム，歯磨き，食事の食べ方や内容，手洗いの仕方や自分の体についての知識など，年齢にあわせた様々な取り組みを，保護者と協力して家庭でも実践できるようにする．

3）慢性疾患や障害があるとき

　運動制限があるときには**学校生活管理指導表**を，アレルギーがあるときにはアレルギー用の生活管理指導表を提出してもらうが，個別的な配慮が必要なときには，**主治医の診断書**を出してもらう．診断書は費用がかかり，内容も限定的なため，依頼状を書いて返信をもらうほうが必要な情報が得られることが多い．服薬しているときには，薬の名称や投薬方法も確認しておく．複数の医療機関にかかっているときには，それぞれの情報があるとよい．また，保護者との個別面談を丁寧に行い，発育，

発達についての悩みがあれば共有し，利用している福祉制度についての情報も共有しておく．

1. 心疾患（心臓病）

日常生活に問題なく経過観察のみの場合と，心不全やチアノーゼ型心疾患で日常生活に制限のある場合がある．日常生活に制限がある場合は，運動量，寒さ・暑さへの対応，服薬があるか，体調が悪くなったときの症状を確認する．感染症の合併で心機能に影響することもあるため，流行時の情報は早めに伝達する．体内に細菌が入ると長期化することがあるため，怪我の処置や歯の生え変わり時期は特に情報の共有化を行う．利尿薬を服用しているときは，水分の取りすぎや脱水症になりやすいため，発汗や排尿回数も観察項目に入れておく．手術を行う場合，その前後の感染症には特に注意が必要になる．手術を行って心疾患の病態が改善されれば，日常生活の制限がなくなる場合もある．

2. 腎疾患（腎臓病）

心疾患と同様に，経過観察のみの場合と，運動制限や食事制限のある場合がある．運動制限や食事制限がある場合は，学校生活管理指導表で主治医と情報を共有化する．

3. アレルギー疾患

食物アレルギーがある場合は，アレルギー用の生活管理指導表で，制限が必要な食物と症状を毎年確認する．アナフィラキシーを起こしたことがある場合は，そのときの症状と対応について個別面談で確認する．気管支喘息がある場合は，どのようなときに発作が起こるか，発作時の対応について確認する．アトピー性皮膚炎がある場合は，発汗時の対応や保湿薬などの外用薬使用の有無について確認する．

4. 運動障害

神経疾患，筋疾患，関節疾患をもつ場合は，四肢に運動障害があることが多い．障害の種類によって援助の仕方が様々なため，移動の仕方，衣服の着脱の仕方，食事の介助，排泄の介助など具体的方法を確認する．杖などの補助具，手足につける補装具，車椅子など用具を使う場合は，使用方法も確認する．普段からリハビリを行っている場合は，どのように行っているか，集団生活でも可能かなどを確認する．知的障害を伴っているときには，本人の意思伝達の様子についても確認する．運動障害がある場合，保育者と家族は共同で介護するだけでなく，一緒に発達支援をしていくという姿勢も大切である．

5. けいれん性疾患

反復性にけいれんを起こす疾患として，てんかんがある．てんかんの場合は，服薬内容やけいれん発作がどのようなときに起こるか，発作時の症状や対応についても情報共有する．

6. 血液・免疫疾患

様々な疾患があるが，出血傾向や感染しやすい状態がある場合はどのような注意が必要か，面談して確認する．時には主治医に集団生活についての注意点を確認する．

7. 内分泌代謝疾患

ホルモン補充が必要な疾患が多いが，補充し忘れたときや補充が足りなくなったときの症状を確認する．子どもに多い1型糖尿病では，インスリンの投与方法について確認する．低血糖のときの症状と対応方法についても情報共有する．

8. 知的障害

原因となる疾患によっても異なるが，まずはコミュニケーション方法を確認する．言葉の理解が難しくても，絵や写真，手振りでコミュニケーションできることがある．

運動障害を伴うときには，怪我をしないようにするための配慮を確認する．

9. 発達障害

こだわりや感覚過敏については一人ひとり異なるため，確認をする.

4）病児，病後児のとき

病気で休んだときには，医療機関での診断の確認が必要である．学校感染症のときには，出席停止期間を確認するか，医療機関による治癒証明書や登園許可書の提示で登園，登所が可能となる．本調子でないときや，症状が回復していても再び体調を崩すことがあるため，病後はいつもより慎重に観察する必要がある．特に，外遊び時や食欲，排泄物の確認が大切である.

病児，病後児保育を行うときには，通常と異なる場所で，保育者も異なることになるので，より慎重な観察が必要である．保育所に来たときと帰るときは必ず体温を測定し，途中でも適宜測定する．食欲や水分摂取量，排便の性状，尿の回数，その他の体の症状も記録する．睡眠時間も通常とは異なるため，個別に記録を残す.

 障害児や慢性疾患児への子ども同士の理解

障害児や慢性疾患児が集団保育に参加する場合，様々な配慮が必要となるが，同時に子ども同士の理解も大切である．子どもたちの理解を促す方法として，絵本[1]，紙芝居，動画，人形劇など，子どもの興味を引いて，理解しやすい工夫が必要となる．その事例をいくつか紹介する（図3[2]，図4）.

子どもたちにとっては，身近な友だちのことを理解してよりよい関係をつくるきっかけになると同時に，家庭で家族に話すことにより，大人たちの理解も深まる．インクルーシブ保育やユニバーサルデザインの理解を深めることにもなるだろう.

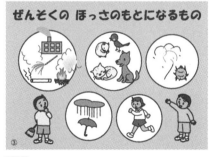
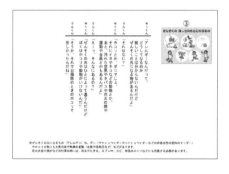

図3　紙芝居の例
（日本学校保健会：ぜんそくってなあに（教材）. (https://www.gakkohoken.jp/book/ebook/ebook_other0020/other0020.pdf〔閲覧日：2021.6.4〕）

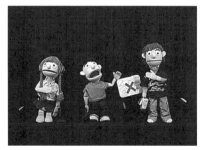

図4　人形劇の一場面

表1 病児保育事業

	病児対応型，病後児対応型	体調不良児対応型	非施設型（訪問型）	送迎対応
事業内容	地域の病児・病後児について，病院・保育所などに付設された専用スペースなどにおいて看護師などが一時的に保育する事業	保育中の体調不良児を一時的に預かる他，保育所入所児に対する保健的な対応や地域の子育て家庭や妊産婦などに対する相談支援を実施する事業	地域の病児・病後児について，看護師などが保護者の自宅へ訪問し，一時的に保育する事業 ※平成23年度から実施	病児・病後児対応型および体調不良児対応型について，保育中に体調不良となった児童を送迎し，病院などの専用スペースで一時的に保育をする事業
対象児童	当面症状の急変は認められないが，病気の回復期に至っていないことから（病後児の場合は，病気の回復期であり），集団保育が困難であり，かつ保護者の勤務などの都合により家庭で保育を行うことが困難な児童であって，市区町村が必要と認めた乳幼児または小学校に就学している児童	事業実施保育所に通所しており，保育中に微熱を出すなど体調不良となった児童であって，保護者が迎えに来るまでの間，緊急的な対応が必要となる児童	病児および病後児	保育中に体調不良となった児童であって，保護者が迎えに来るまでの間，緊急的な対応を必要とする児童
実施要件	看護師などを利用児童おおむね10名につき1名以上配置 保育士を利用児童おおむね3名につき1名以上配置 病院・診療所，保育所などに付設された専用スペースまたは本事業のための専用施設など	看護師などを常時1名以上配置（預かる体調不良児の人数は，看護師など1名に対して2名程度） 保育所の医務室，余裕スペースなどで，衛生面に配慮されており，対象児童の安静が確保されている場所など	預かる病児の人数は，一定の研修を修了した看護師など，保育士，家庭的保育者のいずれか1名に対して，1名程度とすることなど	保育所などから体調不良児の送迎を行う際は，送迎用に自動車に看護師または保育士が同乗し，安全面に配慮が必要 送迎はタクシーによる送迎を原則とする
実績	（29年度実績ベース） 病児：985か所 病後児：637か所	（29年度実績ベース） 1,225か所	（29年度実績ベース） 9か所	－

（内閣府子ども・子育て本部：子ども・子育て支援新制度について．内閣府，2019：131（http://www8.cao.go.jp/shoushi/shinseido/outline/pdf/setsumei.pdf〔閲覧日：2021.6.9〕）より引用改変）

　病児保育事業には，病児対応型，病後児対応型，体調不良児対応型，非施設型（訪問型），送迎対応（**表1**）[3]の5種類がある．医療機関に併設して行っている場合，体調の変化に対応しやすい，投薬や医療処置がしやすいという利点があるが，保育所や保育者が異なるというストレスがかかるので，精神的配慮がより必要となる．保育所併設型で同じ保育所内で保育する場合や訪問型の場合は，慣れている場所のため精神的ストレスは少ないが，体調が変化したときの対応が必要なので，医療機関との連携が大切になる．

5）医療的ケアが必要なとき
　経管栄養，鼻腔・口腔・気管吸引は，医師，看護師以外では研修を受けた介護福祉士，教員，保育士が行えるが，家族からの委託となるため，誰がどのように行うかの確認が必要となる．投薬が必要なときは医師からの処方内容か投薬依頼書に基づいて行うが，具体的な投与の仕方は家族と確認する．導尿が必要な場合は，在園，在所の看護師，派遣看護師，家族のいずれが行うかの確認をする．在宅酸素療法を行っているときには，体調が変化したときや災害が起きたときの緊急時の対応を確認する．電源が必要な医療機器を使用しているときは，停電時の対応を確認する．また，集団生活のため，周囲の子どもにどのように説明，指導していくかも大切である．

6）一時預かり保育のとき
　一時預かりの保育では，嘱託医による入所前健診や定期的な健診が義務づけられていないだけに，子どもの健康についての情報共有は重要である．一時的としても既往歴や予防接種歴，かかりつけ医

院，普段の生活についての情報は必要である．

7）宿泊事業やキャンプのとき

体調変化のときの対応の準備が大切である．常備薬の有無や，アレルギーがある場合の対応，夜間の排泄についてなども確認する．夜尿は，就学前はしばしばあるためその準備を促す．

8）海外渡航のとき

1年以上の渡航のときには，予防接種をどこまで進められるか個別相談が必要となる．医療機関や健診制度についても，場所や時期，費用について確認する．国際結婚の場合は，食習慣，宗教，国による社会制度の違いも含めて健康情報を共有する．

3 子どもの家族支援

1）妊娠時の支援

1．妊婦健診

妊婦健診の基準は1960年代に示され，1974年には妊娠前期と後期の2回が公費負担となった．さらに公費負担が拡充され，2008年には14回が公費負担となった．

2．不妊治療

不妊の原因治療は，健康保険適用となる．体外受精や人工授精の場合は健康保険適用にはならないが，自治体によって助成制度がある．

3．両親学級

出産を控えた妊婦とその配偶者を対象に自治体や産院などで行われるもので，出産の流れや乳児の保育の仕方を学ぶ．両親で沐浴体験など育児の擬似体験をして，出産への準備を行う．

4．妊娠相談窓口

自治体で設置している，予定外の妊娠や体調や経済的なことで悩んでいる場合の相談窓口．**妊娠相談ほっとライン**，**妊娠SOS相談**など自治体によって呼称が異なるが，一人で悩んでいる場合もあるため，周知することが大切である．

2）保護者支援

1．経済的支援

出産に関しては，健康保険組合より，**出産育児一時金**として費用が支給されるようになった（限度額あり）．産休（産前産後休業）を取って給与が支払われないときには，**出産手当金**が支給される．子どもの医療費については自治体によって限度年齢や一部自己負担があるが，健康保険の自己負担分が，就学前は**乳幼児医療証**，義務教育終了前は**子ども医療証**または**義務教育就学児医療証**を提示することで，助成される．子育ての経済的支援としては他に，児童手当などがあるが，いずれも申請手続きが必要となる．

2．育児休業，看護休暇

出産後1年の前日まで父親または母親が育児休業することができ，雇用保険より**育児休業給付金**が支給される．父親と母親は1年2か月まで育休をとることができ，事情があるときは最長2年までとれる．子どもは実子・養子を問わない．また，子どもの病気の看護や予防のため，年間5日まで**看護休業**を取得することができる．

3．一時預かり事業

親の働き方に関わらず，日常生活を営むうえでの利用や，社会参加を行うための利用など，すべての子ども・子育て家庭が利用できる．実施場所は，保育所，認定こども園の他，幼稚園も加わった．

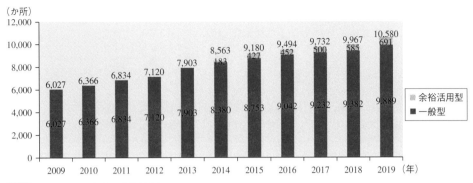

図5　一時預かり事業の実施状況
(厚生労働省：各自治体の多様な保育(延長保育，病児保育，一時預かり，夜間保育)及び障害児保育の実施状況について. (https://www.mhlw.go.jp/content/11900000/R2gaiyo.pdf〔閲覧日：2021.6.9〕)より引用改変)

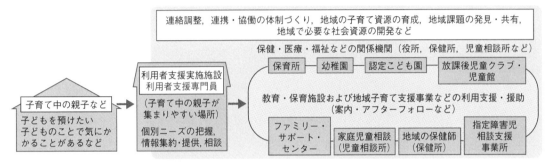

図6　利用者支援専門員の役割
(内閣府：地域子ども・子育て支援事業について. 2015：5(http://www8.cao.go.jp/shoushi/shinseido/administer/setsumeikai/h270123/pdf/s3-1.pdf〔閲覧日：2021.6.9〕)より引用改変)

1日単位で利用できるが，保育所には入れなかった待機児童が利用することもある．多様な子育てのニーズに応える形となっているが，日によって保育する子どもの人数が変わり，設備面や人員の確保が難しいため，実施箇所の伸び悩みが問題となっている(**図5**)[4)].

4 子育て支援

　少子化や核家族化の進行，地域社会の変化など，子どもや子育てをめぐる環境が変化するなかで，子育て中の親の孤独感や不安感の増大などに対応するため，地域において子育て中の親子の交流などを促進する子育て支援拠点の設置が推進されている．2015年に施行された子ども・子育て支援新制度では，市区町村の責務の1つとして，「子ども及びその保護者が置かれている環境に応じて，子どもの保護者の選択に基づき，多様な施設又は事業者から，良質かつ適切な教育及び保育その他の子ども・子育て支援が総合的かつ効率的に提供されるよう，その提供体制を確保すること」が掲げられている．子育て家庭にとって身近な場所で相談に応じ，その個別のニーズを把握して，適切な施設や事業などを円滑に利用できるよう支援することをその内容としている(利用者支援)．また，このような機能を果たすためには，日常的に地域の様々な関係機関や子育て支援団体などとネットワークを構築し，状況に応じて不足している社会資源を開発していくことも必要である(地域連携)．この事業を行うために研修を受けた利用者支援専門員がおかれている．母子の健康についての相談に応じたときには，関係機関と協力して支援プランを策定することも行っている(**図6**)[5)].

1）里親支援

　里親に委託される子どもは，虐待を受けた経験などにより心に傷を負った子どもが多い．様々な形で育てづらさが出る場合が多いこと，また，社会的養護の担い手であることや，中途からの養育であることから，里親が養育に悩みを抱えたときは孤立化を防ぐ支援が必要である．研修，相談，里親同士の相互交流などの里親支援が重要であり，児童相談所が中心となって，里親担当者を配置している．

|文献|

1）くまもとぱれっと（長期療養中の子どもと暮らす家族の会）ホームページ：絵本紹介 子どもの病気・障がいがテーマのもの（http://www.kumamoto-palette.org/-books/〔閲覧日：2021.8.25〕）
2）日本学校保健会：ぜんそくってなあに（教材）．（https://www.gakkohoken.jp/book/ebook/ebook_other0020/other0020.pdf〔閲覧日：2021.6.4〕）
3）内閣府子ども・子育て本部：子ども・子育て支援新制度について．内閣府，2019；131（http://www8.cao.go.jp/shoushi/shinseido/outline/pdf/setsumei.pdf〔閲覧日：2021.6.9〕）
4）厚生労働省：各自治体の多様な保育（延長保育，病児保育，一時預かり，夜間保育）及び障害児保育の実施状況について．（https://www.mhlw.go.jp/content/11900000/R2gaiyo.pdf〔閲覧日：2021.6.9〕）
5）内閣府：地域子ども・子育て支援事業について．2015；5（http://www8.cao.go.jp/shoushi/shinseido/administer/sets umeikai/h270123/pdf/s3-1.pdf〔閲覧日：2021.6.9〕）

確認度
CHECK!

✔ 集団生活前の健診や集団生活中の連絡帳で，子どもの健康状況を保護者と情報共有する．

✔ 個別な配慮が必要な子どもには，必要な支援も含めて保護者と保育者で情報共有する．

✔ 子育て中の親子には，関係機関と連携しながらきめ細かな支援が必要である．

第6章 振り返りの問題

問 1　次の文章のうち，正しいものには〇，間違っているものには×をつけなさい.

① 保育所では，児童福祉施設最低基準で年1回の健康診断が義務づけられている.

② 保育所では乳児の体重測定を年4回行い，保護者に伝える.

③ 食物アレルギーがある場合は，アレルギー用の生活管理指導表を毎年提出してもらう.

④ 子ども医療証や児童手当は，自動的に支給される.

⑤ 一時預かり事業は，親がリフレッシュするために預けることはできない.

⑥ 経管栄養や鼻腔・口腔・気管吸引などの医療的ケアは，看護師以外は行えない.

⑦ 一時預かりの保育では，嘱託医による入所前健診や定期健診が義務づけられていない.

⑧ 不妊の原因治療，体外受精・人工授精はいずれも健康保険適用外である.

⑨ 出産に際しては，健康保険組合より出産育児一時金として費用が支給される.

⑩ 育児休業に際しては，健康保険組合より育児休業給付金として費用が支給される.

問 2　次の文章のうち，（　　）にあてはまる語句を入れなさい.

① 病児保育事業には，（　　　　　）児対応型，病後児対応型，（　　　　　）児対応型，非施設型(訪問型)，（　　　　　）の5種類がある.

② 学校感染症の場合には，（　　　　　）期間を確認するか，医療機関で診断・提出された（　　　）書や（　　　）書を提示することで登園，登所が可能となる.

③ 医療的ケアである導尿を行えるのは，在園，在所の看護師，派遣看護師，（　　　）である.

④ 出産を控えた妊婦とその配偶者を対象に行われる，出産の流れや乳児の保育の仕方を学ぶ場を，（　　　）という.

⑤ 出産に際し産休を利用して給与が支払われない場合，健康保険組合より（　　　）金が支給される.

第6章 ‖ 保護者との情報共有と家族の支援

答え：p.144 参照

パソコンやスマートフォンで「振り返りの問題」を解いてみよう！

●パソコン　→　http://www.shindan.co.jp/thm/2531/kh6-1/html5/index.html

●スマートフォン →

子どもの健康診断と関係機関との連携

[CURRICULUM]

3(3)

> 　子どもの健康状態の改善のために，健康診断（健診）が果たした役割は大きいといえます．健診は，身体計測と診察をして病気を早期発見するというだけでなく，対面指導によって子育ての悩みを汲み取るという意義があります．また，健診を通じて関係機関と連携し，多職種による支援にもつながります．

POINT!

- 子どもに関連する健診の内容と意義を理解する．
- 健診を通じた関係機関との連携の実際と意義を理解する．
- 健診を通じた子育て支援を理解する．

1　妊婦健診

　妊婦健診は，妊婦と胎児の健康状態を定期的に確認するために行う．妊婦の診察，体重，腹囲，血圧測定，尿検査，血液検査，超音波検査などの他に，食事，日常生活や出産，育児についての相談にも対応する．標準的な妊婦健診を**表1**[1)]に示す．健診費用には，公費による補助制度がある．自治体に「妊娠届」を出すと母子健康手帳の交付があり，公費による補助制度についての説明を受けることができる．

2　出生前診断

　出生前診断とは，胎児の遺伝性疾患，先天的障害の有無を診断することである．検査には，**絨毛検査**，**母体血液検査**，**超音波検査**などの他に，妊娠15週以降では**羊水検査**，妊娠18週以降では**胎児血液検査**などがある．妊婦健診では，妊婦と胎児の健康状態を知るための検査は行われるが，胎児の障害を知るための出生前診断は通常は行わない．また，母体血液検査の結果でわかる障害は限られており，異常の疑いがあった場合も確定診断のためには羊水検査が必要となる．羊水検査，絨毛検査，胎児血液検査では流産や出血，感染のリスクがある．また，家族の**知る権利**，**知りたくない権利**のいずれも尊重されなければならない．

　胎児の病気が告知された場合は，家族のサポートが大切である．また，医師は胎児治療ができるかや出産後の障害，病気についての情報，どのような支援があるかを伝えることが必要である．

　親がわが子の障害を受容できるまでの心理的葛藤（**図1**）[2)]を理解し，様々な情報提供を行いながら，

表1　標準的な妊婦健診

	妊娠初期〜23週	妊娠24〜35週	妊娠36週〜出産まで
健診回数 （1回目が8週の場合）	1・2・3・4	5・6・7・8・9・10	11・12・13・14
受診間隔	4週間に1回	2週間に1回	1週間に1回
毎回共通する 基本的な項目	・健康状態の把握…妊娠週数に応じた問診・診察などを行う ・検査計測…妊婦の健康状態と赤ちゃんの発育状態を確認するための基本検査を行う 　基本検査例：子宮底長，腹囲，血圧，浮腫，尿検査〔糖・蛋白〕，体重〔1回目は身長も測定〕 ・保健指導…妊娠期間を健やかに過ごすための食事や生活に関するアドバイスを行うとともに，妊婦の精神的な健康に留意し，妊娠・出産・育児に対する不安や悩みの相談に応じる．また，家庭的・経済的問題などを抱えており，個別の支援を必要とする場合は，適切な保健や福祉のサービスが提供されるように，市区町村の保健師などと協力して対応する		
必要に応じて行う 医学的検査	・血液検査（初期に1回） 　血液型（ABO血液型・Rh血液型・不規則抗体），血算，血糖，B型肝炎抗原，C型肝炎抗体，HIV抗体，梅毒血清反応，風疹ウイルス抗体 ・子宮頸がん検診（細胞診）（初期に1回） ・超音波検査（期間内に2回） ・血液検査（妊娠30週までに1回） 　HTLV-1抗体検査 ・性器クラミジア（妊娠30週までに1回）	・血液検査（期間内に1回） 　血算，血糖 ・B群溶血性レンサ球菌（期間内に1回） ・超音波検査（期間内に1回）	・血液検査（期間内に1回） 　血算 ・超音波検査（期間内に1回）

（厚生労働省：「すこやかな妊娠と出産のために“妊婦健診”を受けましょう」リーフレット．(http://www.mhlw.go.jp/bunya/kodomo/boshi-hoken13/dl/02.pdf〔閲覧日：2021.6.9〕)より引用改変）

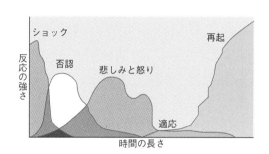

図1　重大な告知を受けたときの心理的葛藤
(Drotar D,et al.: The adaptation of parents to the birth of an infant with a congenital malformation: a hypothetical model. Pediatrics1975：56；710-717 より引用改変)

精神的，社会的サポートを行う．

　また，遺伝性疾患に関しては患者情報の守秘義務を徹底し，慎重な配慮が必要である．

3　新生児のマススクリーニング

　検査で異常が疑われたときに精密検査につなげて早期診断をすることを，マススクリーニングという．新生児では，先天性代謝異常症や聴覚障害に対するマススクリーニングが実施されている．いずれも自治体によって公費による補助制度がある．

　先天性代謝異常症のマススクリーニングでは，生後4〜5日目に採血を行い，フェニルケトン尿症などの**先天性代謝異常症**や**先天性甲状腺機能低下症**であるクレチン病，外性器の異常をきたす**副腎過形成症**などの疾患を早期診断し，後遺症が残らないように早期治療を行っている．発見率は疾患によって異なる（p.98，表2参照）．早期診断によって，特殊ミルクを用いたり欠如しているホルモンを

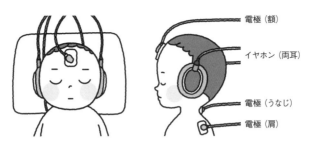

図2 自動聴性脳幹反応の測定

額・うなじ・肩に電極を，左右の耳にイヤホンをつける．
（日本耳鼻咽喉科学会：新生児聴覚スクリーニングマニュアル．2016；7（http://www.jibika.or.jp/
members/publish/hearing_screening.pdf〔閲覧日：2021.6.9〕）を元に作図）

表2 集団健診と医療機関委託健診の実施割合と受診率

	3〜5か月		1歳6か月		3歳	
	実施割合	受診率	実施割合	受診率	実施割合	受診率
集団健診	67.3%	99.5%	85.2%	96.2%	93.0%	93.8%
医療機関委託健診（個別健診）	32.7%	87.2%	14.8%	86.8%	7.0%	82.5%

（厚生労働省：標準的な乳幼児期の健康診査と保健指導に関する手引き「健やか親子21（第2次）」の達成に向けて．平成26年度厚生労働科学研究費補助金（成育疾患克服等次世代育成基盤研究事業）乳幼児健康診査の実施と評価ならびに多職種連携による母子保健指導のあり方に関する研究班．2015（http://www.mhlw.go.jp/file/06-Seisakujouhou-11900000-Koyoukintoujidoukateikyoku/tebiki.pdf〔閲覧日：2021.6.9〕）より引用改変）

補充したりもする．

　また，早期に聴覚障害の有無を診断するために，**自動聴性脳幹反応（自動ABR）**を測定し（**図2**）[3]，要再検（リファー）となったときには，精密検査が行える専門医療機関に紹介する．

4 乳幼児健診

　新生児期，生後1か月児健診は，医療機関を中心に**任意**で個別に行われている．3〜4か月児健診，6〜11か月児健診も任意健診であるが，自治体によっては定期健診と同様に，個別あるいは集団で健診を無料で受けられる．**母子保健法**で定められて**定期健診**となっているものは，1歳6か月児，3歳児健診で，保健センターなどで行われていることが多い．また，身体計測の他に，小児科医師による診察，歯科医師による歯科健診，栄養相談，保健師による保健相談，臨床心理士による発達相談などが行われている．健診での結果によっては，継続的に経過観察したり精密検査のために医療機関に紹介したりする．

　3か月以降の健診は，自治体によって個別健診か集団健診かは異なる．個別健診では相談しやすいという利点があるが，受診率は集団健診のほうが高い（**表2**）[4]．

1）1か月児健診

　1か月児健診は，出産した病院で母子一緒に行うことが多い．体重，身長，頭囲，胸囲を測定し，授乳が適切か，発育は順調か，先天性疾患がないかなどを診察し，母乳に不足しているビタミンKの投与を行う．出生時から視覚はあるが，視力や眼球運動はまだ十分ではないため光に対して反応があるかを確認する．1か月児の便の性状は様々であるが，灰白色や白色便のときは**先天性胆道閉鎖症**の可能性があるので，母子健康手帳に入っている**便色カード**（**図3**）[5]で確かめて，疑いがある場合は

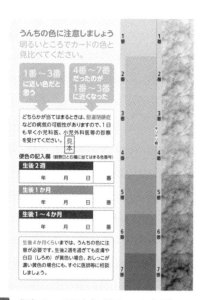

図3　便色カード見本（口絵 9，p.ii 参照）
（松井陽：胆道閉鎖症早期発見のための便色カード活用マニュアル．平成 23 年度厚生労働科学研究費補助金生育疾患克服等次世代育成基盤研究事業．2012：1-2（http://www.mhlw.go.jp/seisakunitsuite/bunya/kodomo/kodomo_kosodate/boshi-hoken/dl/kenkou-04-06.pdf〔閲覧日：2021.6.9〕）より）
© 国立研究開発法人国立成育医療研究センター

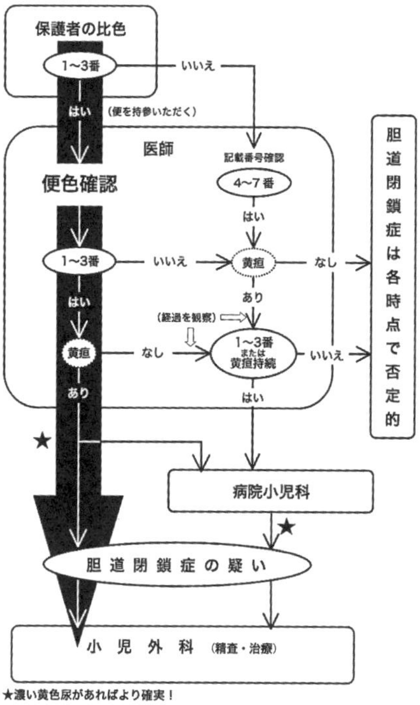

図4　胆道閉鎖症を疑ったときの対応
（松井陽：胆道閉鎖症早期発見のための便色カード活用マニュアル．平成 23 年度厚生労働科学研究費補助金生育疾患克服等次世代育成基盤研究事業．2012：1-2（http://www.mhlw.go.jp/seisakunitsuite/bunya/kodomo/kodomo_kosodate/boshi-hoken/dl/kenkou-04-06.pdf〔閲覧日：2021.6.9〕）より）

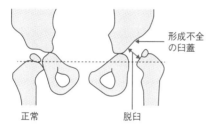

正常　　　　　　脱臼

図5　発育性股関節形成不全（先天性股関節脱臼）の X 線写真

専門医療機関に紹介する（**図 4**）[5]．

　1 か月児の母親の健診では，産後の回復が順調か授乳に問題はないかの他に，産後にうつ状態（マタニティブルー）になっていないか，子育てに悩みを抱えていないかも相談に応じる．出産後に行った検査で異常がある場合は，その後の指導を行う．

2）3〜4 か月児健診

　生後 3 か月頃には体重は出生時のおよそ 2 倍となる．首がすわっているか，追視があるか，音に対する反応があるか，喃語の発声があるか，股の開き具合を見て発育性股関節形成不全（先天性股関節脱臼）はないか（**図 5**）など，発育，発達の異常をチェックし，離乳食開始に向けての指導を行う．発育，発達で気になることがある場合は，医療機関に紹介するか，経過観察をする．首がすわっていたら子どもを連れて外出が可能となるが，体調不良になったときの指導，事故防止についての指導や予防接種が順調に進んでいるかも確認を行う．保護者が産休明けで仕事に復帰する場合は，環境変化の対応についても相談に応じる．

第 7 章　子どもの健康診断と関係機関との連携

3）6〜7か月児健診

生後6〜7か月は認知能力と運動機能が発達していく時期だが，個人差も大きい．**寝返り**，**おすわり**，**はいはい**などがみられる場合もあるが，**発達の方向性**について個別の指導が必要である．喃語の発声が盛んになり，周囲の人を区別して反応するので，早い子どもは身近な人以外が近づくと泣く，**人見知り**がみられたりする．また，**離乳食**が開始できているかや，昼夜の区別や授乳，離乳食の時間など，生活リズムが整ってきているかも確認する．

また，母体から胎盤を通じて移行していた**免疫**が減少し，**感染症**にかかりやすくなるので，体調不良時の対応や**予防接種**の進行を確認する．手に持っているものを何でも口にするので，事故防止のための安全な環境づくりについても助言する．

4）9〜10か月児健診

離乳食が順調に進んでいるかや**体重の増加**を確認し，さらに完了期への移行がスムーズに進められるように援助する．運動発達は個人差があるので，ひとり歩きしている場合もあれば，はいはいをしない場合もあるが，**姿勢変換**や**自分で移動**できるかを確認する．

好奇心が高まり，探索活動が盛んになるので，転倒，誤飲（ごいん），誤嚥（ごえん）などの**事故防止**の助言をする．また，食事の時間，外遊び，睡眠など規則正しい**生活習慣**が確立できるよう援助する．

5）1歳6か月児健診

離乳食が完了し，ひとり歩きの開始，言葉の発語（はつご）がみられているかを診察する．発語がみられないときには，聴力の異常がないか，精神発達の指導が必要かを判断する．個別に具体的な指導を行い，

さらに深める！ 乳幼児健診の変遷と課題

　乳幼児健診は，1965年の母子保健法に基づいて実施された．その第12条には"1歳6か月児健康診査と3歳児健康診査を行わなければならない"と定められており，第13条には"必要に応じて妊産婦または乳児もしくは幼児に対して健康診査を勧奨すること"となっている．すべての自治体で乳幼児健診が実施されているが，実施時期や回数は自治体によって異なっている．

　乳幼児健診は，当初は早期に疾患を発見することに主な目的があったことから，子どもの医療費が公費負担でなかったときには，乳幼児健診で精密検査を依頼すると無料になることや，発達が気になるときには経過観察を行い必要があれば早期に療育につなげるということがあった．子どもの医療費が公費負担になってからは，疾患を発見することより，子どもの生活習慣を身につける指導や子育ての不安を解消するなど，医師や保健師だけでなく，臨床心理士，理学療法士，歯科衛生士など様々な職種による子育て支援の意義が加わった．また，その受診率の高さから，逆に乳幼児健診を受診しない家庭を追跡して，児童虐待の予防に役立てたりもするようになっている．

　一方，子育て支援に重要な1か月児健診は公費負担になっていない自治体が多く，3歳児健診の後は小学校入学まで健診がないなどの課題がある．また，転居をしたときの情報共有がなく，保育所，幼稚園，小学校間の健診に関する情報共有が自動的にされていないなどは今後の検討課題である．

　医療機関との情報共有について，二重投薬や重複検査を回避するために医療ナンバーの導入が検討されている．乳幼児健診の情報も同様に，どこの地域にいても共有できるようになっていくと，今後はより丁寧な子どもの成長の見守りとなっていくのではないだろうか．

継続支援が必要な場合は支援可能な機関を紹介する．また**歯・口腔機能**では，乳前歯が8本生え揃い乳臼歯が生えてくる時期でもあるので，虫歯の予防の指導も行う．

6) 3歳児健診

聴力・視力，**運動・精神発達の異常**がないか，最終的にチェックする．聴力の左右差や視力や斜視の有無も診察し，治療や矯正の必要な場合は専門医療機関への紹介を行う．また，尿検査を行い腎臓病の早期発見を行う．3歳児健診は就学時までの最後の健診となる自治体が多いため，発育や健康状態のチェックだけでなく，集団生活の開始に向けた視点から，社会性を中心とした発達の確認および健康的な**生活習慣の確立**の確認が重要である．歯科健診では，むし歯の有無だけではなく歯列不正に影響する口腔習癖の確認も重要である．

7) 5歳児健診

3歳児健診後は，保育所や幼稚園に所属していればその施設で行われることが多いが，5歳児健診を行っている自治体もある．就学前に対応が必要な病気がないか，社会性の発達が順調かを確認するが，発達障害の疑いがあった場合の支援機関との連携が課題としてある．

8) 保育所における健診

法令上は，入所前の健診と年2回の健診が義務づけられているが，0歳児は毎月健診を行っている保育所が多い．また，小児科健診だけでなく，歯科健診や眼科健診を行っている保育所もある．

5 学校健診

学校保健安全法施行規則により，毎学年6月末日までに**定期健康診断**が実施される．学校健診の結果，異常が疑われた場合は，保護者に21日以内に治療勧告がなされ，保護者の責任において医療機関を受診する．

学校健診では，以下の11項目を診断する．①身長および体重，②栄養状態，③脊柱および胸郭の疾病および異常の有無ならびに四肢の状態，④視力および聴力，⑤眼の疾病および異常の有無，⑥耳鼻咽頭疾患および皮膚疾患の有無，⑦歯および口腔の疾病および異常の有無，⑧結核の有無，⑨心臓の疾病および異常の有無，⑩尿，⑪その他の疾病および異常の有無．

2016年度より，座高と寄生虫卵の検査が廃止され，代わりに運動器の検査が入った(**図6**)[6]．

6 健診と関係機関との連携

1) 健診時の情報と関係機関との連携

健診時の情報は，継続的な健康支援や子育て支援のために重要であるが，関係する機関が異なるため，現状では個別に情報を伝えている．妊娠，出産，乳幼児健診は母子健康手帳で情報をまとめてあるが，この手帳を紛失したり支援が必要な場合は個別の連携となっているため，地域での支援が十分受けられるような配慮が必要である．また，乳幼児健診は各自治体の保健センターが主体となり，学校健診は各学校が主体となる．連続した支援を行うためには，情報の共有が大切である(**図7**)[4]．

2) 就学前健診と学校健診の連携

乳幼児健診の管轄は**厚生労働省**で，学校健診の管轄は**文部科学省**である．情報の伝達は，保護者を経由するか個別の連携となっていることが多い(**図8**)．

発育の経過も，6歳児まではパーセンタイル曲線を，就学後はSD曲線を用いることが多い．連続した発育(成長)曲線を用いるために，成人までのパーセンタイル曲線もつくられている(P.35，**図12**

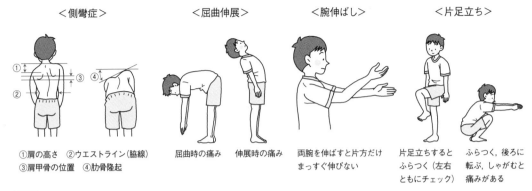

＜側彎症＞　　　＜屈曲伸展＞　　　＜腕伸ばし＞　　　＜片足立ち＞

①肩の高さ　②ウエストライン(脇線)　　屈曲時の痛み　　伸展時の痛み　　両腕を伸ばすと片方だけ　　片足立ちすると　　ふらつく，後ろに
③肩甲骨の位置　④肋骨隆起　　　　　　　　　　　　　　　　　　　まっすぐ伸びない　　ふらつく（左右　　転ぶ，しゃがむと
　　　　　　　　　　　　　　　　　　　　　　　　　　　　　　　　　　　　　　　ともにチェック）　　痛みがある

図6　運動器の検査例
(文部科学省スポーツ・青少年局学校保健教育課(監)：児童生徒等の健康診断マニュアル平成27年度改訂．日本学校保健会，2015；26-27(https://www.gakkohoken.jp/book/ebook/ebook_H270030/index_h5.html# 表紙〔閲覧日：2021.6.9〕)を元に作図)

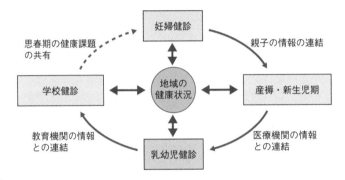

図7　各健診の関係
(厚生労働省：標準的な乳幼児期の健康診査と保健指導に関する手引き「健やか親子21(第2次)」の達成に向けて．平成26年度厚生労働科学研究費補助金(成育疾患克服等次世代育成基盤研究事業)乳幼児健康診査の実施と評価ならびに多職種連携による母子保健指導のあり方に関する研究班．2015(http://www.mhlw.go.jp/file/06- Seisakujouhou-11900000-Koyoukintoujidoukateikyoku/tebiki.pdf〔閲覧日：2021.6.9〕)より引用改変)

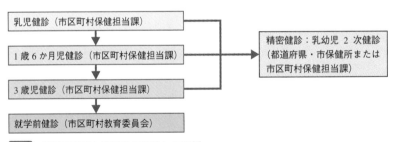

図8　就学前健診と就学後の健診との関係

参照).

3)健診と子育て支援

　各時期の健診は，子どもの健康状態の把握だけでなく，子育てに困難なことがないか，助言や子育て支援に結びつけるよう，自治体では受診率の向上に努めている(表3)[7]．日程が合わず受診できない家庭への連絡や訪問を行い，子育てに困難がある可能性のある家庭に支援する関係機関とを結びつけるようにしている．保護者によっては，転居や住民登録をしないために把握しきれない家庭もある．不適切な子育てとならないように，自治体同士の連携や出産時の産院と自治体の連携も大切となる(図9)[8]．

表3 乳幼児健診の受診率推移

		2014 年	2015 年	2016 年	2017 年	2018 年
1 歳 6 か月児	一般健康診査受診実人員（人）	1,004,202	1,008,449	1,008,405	978,831	952,991
	受診率（%）	95.5	95.7	96.4	96.2	96.5
	精密健康診査受診実人員（人）	14,395	15,058	14,916	15,445	15,090
3 歳児	一般健康診査受診実人員（人）	1,009,176	1,017,584	1,000,319	984,233	996,606
	受診率（%）	94.1	94.3	95.1	95.2	95.9
	精密健康診査受診実人員（人）	53,988	57,191	59,734	63,144	65,477
4〜6 歳児	一般健康診査受診実人員（人）	46,423	50,483	42,420	42,710	44,131
	受診率（%）	79.7	81.3	80.2	81.3	81.8
	精密健康診査受診実人員（人）	2,748	3,034	2,179	2,219	1,494
その他	一般健康診査受診実人員（人）	61,475	60,701	54,268	57,819	56,466
	精密健康診査受診実人員（人）	1,009	846	953	1,016	1,292

「4〜6 歳児」および「その他」については法定外の健康診査である．受診率＝（一般健康診査受診実人員／健康診査対象人員）× 100（計数が不詳の市区町村を除いた値）．
（厚生労働省：平成 30 年度地域保健・健康増進事業報告の概況．2018（https://www.mhlw.go.jp/toukei/saikin/hw/c-hoken/18/dl/kekka1.pdf〔閲覧日：2021.6.9〕）より引用改変）

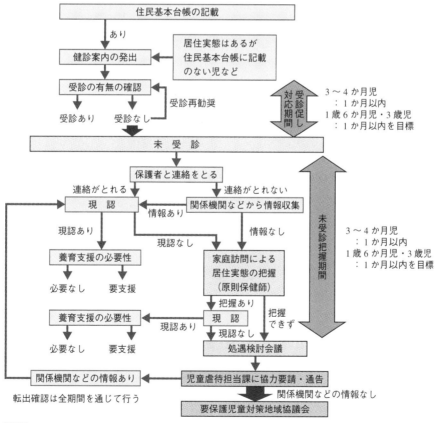

図9 乳幼児健診未受診時の対応

（大阪府：大阪府における乳幼児健康診査未受診児対応ガイドライン．2016（http://www.pref.osaka.lg.jp/attach/3964/00179029/20141121mijyusinji_guideline.pdf〔閲覧日：2021.6.9〕）より引用改変）

第 7 章 ＝ 子どもの健康診断と関係機関との連携

┨文献┠

1）厚生労働省：「すこやかな妊娠と出産のために“妊婦健診”を受けましょう」リーフレット．（http://www.mhlw. go.jp/bunya/kodomo/boshi-hoken13/dl/02.pdf〔閲覧日：2021.6.9〕）

2）Drotar D, et al.: The adaptation of parents to the birth of an infant with a congenital malformation: a hypothetical model. Pediatrics 1975：56；710-717

3）日本耳鼻咽喉科学会：新生児聴覚スクリーニングマニュアル．2016；7（http://www.jibika.or.jp/mem bers/publish/hearing_screening.pdf〔閲覧日：2021.6.9〕）

4）厚生労働省：標準的な乳幼児期の健康診査と保健指導に関する手引き「健やか親子21（第2次）」の達成に向けて．平成26年度厚生労働科学研究費補助金（成育疾患克服等次世代育成基盤研究事業）乳幼児健康診査の実施と評価ならびに多職種連携による母子保健指導のあり方に関する研究班．2015（http://www.mhlw.go.jp/file/06-Seisakujouhou-11900000-Koyoukintoujidoukateikyoku/tebiki.pdf〔閲覧日：2021.6.9〕）

5）松井陽：胆道閉鎖症早期発見のための便色カード活用マニュアル．平成23年度厚生労働科学研究費補助金生育疾患克服等次世代育成基盤研究事業．2012；1-2（http://www.mhlw.go.jp/seisakunitsuite/bunya/kodomo/kodomo_kosodate/boshi-hoken/dl/kenkou-04-06.pdf〔閲覧日：2021.6.9〕）

6）文部科学省スポーツ・青少年局学校保健教育課（監）：児童生徒等の健康診断マニュアル平成27年度改訂．日本学校保健会，2015；26-27（https://www.gakkohoken.jp/book/ebook/ebook_H270030/index_h5.html#表紙〔閲覧日：2021.6.9〕）

7）厚生労働省：平成30年度地域保健・健康増進事業報告の概況．2018（https://www.mhlw.go.jp/toukei/saikin/hw/c-hoken/18/dl/kekka1.pdf〔閲覧日：2021.6.9〕）

8）大阪府：大阪府における乳幼児健康診査未受診児対応ガイドライン．2016（http://www.pref.osaka.lg.jp/attach/3964/00179029/20141121mijyusinji_guideline.pdf〔閲覧日：2021.6.9〕）

確認度 CHECK!

✔ 妊婦健診，乳幼児健診，学校健診などの健診が様々な時期と場所で行われている．それぞれの目的に応じて，継続した指導や支援が必要である．

✔ 乳幼児健診は，子どもの発育，発達，健康状態の把握だけでなく，子育てに困難を感じている保護者への助言や支援という大切な役割ももっている．

第7章 振り返りの問題

問1　次の文章のうち，正しいものには〇，間違っているものには×をつけなさい．

① 母子健康手帳は，婚姻届を出している妊婦に交付される．

② 聴覚障害を早期診断する自動聴性脳幹反応は，新生児のマススクリーニングで行う．

③ 母子保健法で定められている乳幼児健診は，1か月児健診，3〜4か月児健診，1歳6か月児健診，3歳児健診である．

④ 学校健診では，座高の測定と寄生虫卵の検査が中止され，運動器の検査が入った．

⑤ 妊婦健診の健診費用は，全額が受診者側の自己負担である．

⑥ 妊婦健診では，通常は妊婦と胎児の健康状態を知るための検査を行い，胎児の障害の有無を調べる出生前診断は行われない．

⑦ 新生児のマススクリーニングの費用は，全額が自治体による公費で行われる．

⑧ 生後3〜4か月の体重は，出生時と比べるとおよそ3倍となる．

⑨ 学校保健安全法施行規則によって実施される定期健康診断では，異常が疑われた場合，保護者に1か月以内に治療勧告がされる．

⑩ 乳幼児健診・学校健診とも，各自治体の保健センターが主体となって行われる．

問2　次の文章のうち，（　　）にあてはまる語句を入れなさい．

① 出生前診断の検査のうち，羊水検査は妊娠（　　　　）週以降になると行える．

② 1か月児の便の色が正常かどうかを確かめるには，母子健康手帳にある（　　　）で確認する．

③ 新生児のマススクリーニングで行われる，聴覚障害の有無を診断する自動聴性脳幹反応は，略して自動（　　　）という．

④ 生後6〜7か月から感染症にかかりやすくなる理由は，母体から移行していた（　　　　）が減少するためである．

⑤ 乳幼児健診の管轄は（　　　）省，学校健診の管轄は（　　　）省である．

答え：p.144 参照
パソコンやスマートフォンで「振り返りの問題」を解いてみよう！

●パソコン → http://www.shindan.co.jp/thm/2531/kh7-1/html5/index.html

●スマートフォン →

振り返りの問題 答え

1章①（p.8）

問1 ①病気 ②肉体的 ③精神的 ④社会的 ⑤健康 ⑥基本的人権 ⑦成長 ⑧環境

問2 ①生活 ②安全 ③生理的 ④健康

問3 ①新生児 ②乳児 ③幼児 ④児童 ⑤生徒

1章②（p.20）

問1 ①○ ②○ ③×「胸式」→「腹式」 ④×「頭囲より胸囲が大きい」→「頭囲より胸囲が小さい」 ⑤×「児童福祉法」→「母子保健法」

問2 ①胎芽，胎児 ②22 ③37，42，37，42 ④自然，帝王切開 ⑤3000，50

1章③（p.29）

①×「1人の女性が生涯に何人の子どもを産んだかの数値」→「1人の女性が15～49歳までに生む子どもの数の平均の数値」 ②○ ③×「7日」→「1年」 ④○ ⑤×「年々増加」→「2005年まで減少したが，最近は横ばい」 ⑥× 第二次世界大戦後の1947～1949年頃 ⑦○ ⑧× 医療技術の進歩の他，保健指導や生活環境の向上によるところが大きい ⑨○ ⑩× 1900～2000年の100年間はいずれも増加したが，2000年以降はほとんど変化していない ⑪× 首のすわりと寝返りを除き，全体的に遅くなっている ⑫×「栄養不足」→「肺炎」

2章①（p.43）

問1 ①×「最も増加するのは思春期で，次いで乳児期である」→「最も増加するのは乳児期で，次いで思春期である」 ②×「前頭部」→「眉の上」 ③×「大きいほうから10番目」→「小さいほうから10番目」 ④○ ⑤× 最も分泌されるのは夜間である

問2 ①2，3 ②1.5，4 ③大泉門，小泉門 ④水平身長計，頭部 ⑤3，97 ⑥2，2 ⑦カウプ ⑧3 ⑨3，4 ⑩粗大，微細

2章②（p.52）

問1 ①イ ②ア ③イ ④ア ⑤イ，イ

問2 ①○ ②○ ③×「主に『頭の休息』といわれるレム睡眠と，『体の休息』といわれるノンレム睡眠とがある」→「主に『体の休息』といわれるレム睡眠と，『頭の休息』といわれるノンレム睡眠とがある」 ④○ ⑤× 幼少ほど脈拍数が多い ⑥○ ⑦× 栄養成分はほぼ変わらない ⑧× 朝から夕方にかけて高くなる ⑨○ ⑩○

3章（p.61）

問1 ①マルトリートメント ②児童相談所，福祉事務所（児童相談所，福祉事務所は順不同） ③ネグレクト ④ドメスティック・バイオレンス ⑤PTSD

問2 ①× 保護者が就労していなくても利用できる ②○ ③× 身体発育は保護されると回復するが，精神発達は影響が残ることがある ④×「身体的虐待」→「心理的虐待」 ⑤×「しばらく期間をおいて落ち着いてから行うことが望ましい」→「早期に行うことが望ましい」

⑥× 年々増加している　⑦× 「健康診査のお誘い」を理由に家庭訪問ができる　⑧○
⑨○　⑩× 専門職以外に，子育て経験者も相談に応じる

4章（p.66）

問1 ①回数　②経口　③脱水　④排便　⑤加

問2 ①○　②× 発熱時に悪寒がする場合は一時的に温める必要もあるが，悪寒がおさまった
ら部屋を涼しくして薄着にし，水分を多めにとらせる　③× 他の子どもに感染を広げな
いために定期的に部屋を換気し，その後は室内を加湿し，水を飲ませて体を起こし，痰を
出しやすくする　④× 顔を横向きにして寝かせ，けいれんの時間を測り，口には何も入
れず様子を観察する　⑤× 嘔吐したときにすぐに水を飲ませるとまた嘔吐することがあ
るため，しばらく落ち着くまで経口摂取をさせない　⑥× 「人工乳の濃度を少し濃くする」
→「人工乳の濃度を少し薄くする」　⑦×「夕方」→「朝」　⑧○　⑨○　⑩× 「静脈」→「動
脈」

5章①（p.75）

問1 ①獲得免疫　②受動免疫　③免疫グロブリン G（IgG）　④免疫グロブリン A（IgA）　⑤飛沫，
空気，経口，接触，媒介物

問2 ①突発性発疹　②手足口病　③麻疹　④水痘　⑤風疹　⑥溶連菌感染症　⑦RS ウイルス感
染症　⑧流行性耳下腺炎　⑨咽頭結膜熱　⑩感染性胃腸炎

5章②（p.83）

問1 ①5，2　②痂皮　③解熱　④発疹　⑤5，全身　⑥咳，抗菌薬　⑦2

問2 ①× 室内の空気を入れ替えるため，定期的に換気を行う　②× 「消毒用エタノール」→「次
亜塩素酸ナトリウム」　③○　④× 「ジフテリア，百日咳，破傷風，ポリオを予防する四
種混合の不活化ワクチン」→「麻疹と風疹を予防する二種混合の生ワクチン」　⑤×「麻疹
と風疹を予防する二種混合の生ワクチン」→「ジフテリア，百日咳，破傷風，ポリオを予
防する四種混合の不活化ワクチン」　⑥○　⑦× MR ワクチンと水痘ワクチンは注射生ワ
クチンのため，接種後4週以降でないと他の注射生ワクチンは接種できない　⑧○　⑨○
⑩×同時接種とは，同じ診察時に異なるワクチンを別々の箇所に接種することである

5章③（p.93）

問1 ①○　②× 清潔な布で押さえてまず止血する　③× 吐かせてはいけないものもあるた
め，まず誤飲したものを確かめる　④× 背中を叩くなどして誤嚥物を出す　⑤× 服の
上から流水で冷やし，十分に冷えたことを確認するまで衣類は脱がさない　⑥× まず涼
しいところに連れていき，塩分と水分をとらせる　⑦○　⑧× 体温より高い温度のもの
が長時間接触すれば，低温火傷になることがある　⑨× 1歳未満の乳児には，胸部突き上
げ法と背部叩打法を行う　⑩○

問2 ①腸重積　②肘内障　③虫垂炎　④誤嚥　⑤急性中耳炎

5章④（p.100）

問1 ①× 「人工栄養」→「母乳栄養」　②× 「アプガースコアが高い」→「アプガースコアが
低い」　③○　④○　⑤×「ビタミン A」→「ビタミン K」　⑥○　⑦○　⑧×「回復体位」
→「膝胸位」　⑨× 「凝固因子」が欠乏している病気のこと　⑩× 髄液が流れるよう脳
圧を下げるための手術が必要である

5章⑤（p.108）

問1　①×　ペットを室内で飼わないなど，アレルゲンとなる動物の毛をなるべく吸い込まないよう配慮する　②×　皮膚を温めるとかゆみが増強する場合がある．湯船に浸かるのは短時間とし，かゆみが起こった際は皮膚のほてりを抑えるよう冷やす　③○

問2　①○　②×　「水分はとらずに寝かせる」→「起座位で水分をとらせて腹式呼吸をさせる」　③×　発作がないときには通常児と同じ行動をさせる　④×　一番「高い」数値がピークフロー値である　⑤○

問3　①×　食物以外でも薬品や蜂に刺されたときに起こすこともある　②×　重症になると喘鳴などの呼吸器症状が出てくる　③○　気管支喘息の発作であっても症状は改善するため，判断に迷ったときは使用する　④×　エピペン®は処方された本人に対してのみしか使用できない　⑤×　「5段階」→「3段階」

5章⑥（p.121）

問1　①○　②×　知的障害は必ずしも伴わない　③○　④×　生まれつき以外にも，後天的に発症することもある　⑤×「慢性心疾患」→「内分泌疾患」　⑥○　⑦×　自宅で行えるのは「腹膜透析」である　⑧○　⑨○　⑩○

問2　①川崎病　②ネフローゼ症候群　③鉄欠乏性貧血　④IgA血管炎　⑤糖尿病

6章（p.131）

問1　①×　「年1回の健康診断」→「入所時と年2回の健康診断」　②×　「体重測定を年4回行い」→「体重測定を1か月に1回行い」　③○　④×　いずれも申請手続きを行わないと支給されない　⑤×　保護者の働き方に関わらず，すべての子ども・子育て家庭が一時預かり事業を利用できる　⑥×　医師，看護師以外でも，研修を受けた介護福祉士，教員，保育士が行うことができる　⑦○　⑧×　不妊の原因治療は健康保険適用となる　⑨○　⑩×　育児休業給付金は雇用保険より支給される

問2　①病，体調不良（病，体調不良は順不同），送迎対応　②出席停止，登園許可，治癒証明（登園許可，治癒証明は順不同）　③家族　④両親学級　⑤出産手当

7章（p.141）

問1　①×　母子健康手帳は妊娠届を出すと交付されるため，婚姻届の届け出の有無は関係がない　②○　③×　「1か月児健診，3〜4か月児健診，1歳6か月児健診，3歳児健診」→「1歳6か月児健診，3歳児健診」　④○　⑤×　公費による補助制度がある　⑥○　⑦×　自治体の公費による補助制度がある　⑧×「3倍」→「2倍」　⑨×「1か月以内」→「21日以内」　⑩×　学校健診は各学校が主体となって行われる

問2　①15　②便色カード　③ABR　④免疫　⑤厚生労働，文部科学

索引

和文

授業で現場で役に立つ!

子どもの保健テキスト 改訂第2版
ISBN978-4-7878-2531-5

2018 年 11 月 9 日　初版第 1 刷発行
2021 年 4 月 16 日　初版第 5 刷発行
2021 年 11 月 8 日　改訂第 2 版第 1 刷発行
2023 年 1 月 30 日　改訂第 2 版第 2 刷発行
2024 年 2 月 15 日　改訂第 2 版第 3 刷発行

編 著 者	小林美由紀
編集協力者	森脇浩一
発 行 者	藤実彰一
発 行 所	株式会社　診断と治療社
	〒 100-0014　東京都千代田区永田町 2-14-2　山王グランドビル 4 階
	TEL:03-3580-2750(編集)　03-3580-2770(営業)
	FAX:03-3580-2776
	E-mail:hen@shindan.co.jp(編集)
	eigyobu@shindan.co.jp(営業)
	URL:http://www.shindan.co.jp/
装　　帳	株式会社サンポスト
本文イラスト	松永えりか
印刷・製本	広研印刷 株式会社